쉽게 익히는

근골격계 초음파

A Practical Guide to

Sonography of the Extremities

저 Randy E. Moore
역 차 장 규

MD 도서출판 메 디 안 북

쉽게 익히는
근골격계 초음파

A Practical Guide to
Sonography of the Extremities

인 쇄 : 2014년 3월 26일
발 행 : 2014년 4월 1일

지 음 : Randy E. Moore
옮 김 : 차 장 규
발행인 : 김 용 덕
발행처 : 메디안북
편 집 : 최 수 정
등 록 : 제 25100-2010-51호
주 소 : 서울특별시 마포구 마포대로 63-8(도화동) 1101호
전 화 : 02-732-4981
팩 스 : 02-711-4981
홈페이지 : www.mcbooks.co.kr

ISBN : 978-89-93340-30-3 93510

정 가 : 38,000원

저자서문

이제는 일반적인 의료 영상 기법이 되어 버린 진단 초음파 장비는 최근 10-20년 사이 급격한 발전을 하였다. 지금은 인체 사지와 근골격 부위에 가장 빈번히 사용하는 영장장비가 되었다. 초음파 영상은 기계적이고 피동적인 의료행위에서 얻어진 결과가 아닌 의사, 환자, 영상 장비가 유기적인 관계를 가지고 능동적인 의료행위를 하여 얻어진 산물이라고 할 수 있다. 초음파 영상의 물리적인 이론을 알아야 양질의 초음파 영상을 얻어낼 수 있을 것이다.

이 매뉴얼은 쉽게 들고 다니면서 근골격 초음파영상 기법을 쉽게 접근할 수 있게 도움을 줄 수 있는 안내서로서 제작되었다.

이 매뉴얼에서 제시한 초음파 영상 기법은 좀 더 상급의 근골격 초음파를 익히기에 토대가 되는 기본적인 내용을 다루었다.

초음파는 의료장비로서는 유일하게 실시간으로 고해상도의 환자 영상을 얻을 수 있다. 때에 따라 사지를 움직이면서 영상을 획득할 수 있고, 바늘 생검을 초음파 유도 하에 정확히 시행할 수 있다.

아직까지 미국에서는 자기공명영상에 밀려 초음파 영상이 많이 사용되지 않고 있다. 그러나 초음파는 자기공명영상에 비해 상대적으로 저렴하게 영상을 얻을 수 있다. 급격한 고령화로 말미암아 의료보험 재정이 고갈되기 때문에 근골격 초음파는 많은 연부조직의 병변의 진단을 위하여 일차적으로 시행되어야 한다.

본 저자는 책에서 소개된 여러 초음파 기법을 통하여 환자의 진단이나 치료 평가 등의 귀중한 영상정보를 의사에게 제공하여 진료에 도움 줄 수 있다는 것에 대해서 확신을 가지고 있다.

Randy E. Moore

역자서문

CT나 MR 영상과 달리 초음파 영상은 일정한 촬영방향이 정해져 있지 않고 검사자가 실시간으로 병변이 의심되는 해부학적 구조물의 모양에 맞게 적절히 탐촉자를 위치시켜야지 정확한 검사가 이루어지게 된다. 일단 초음파 검사를 시작하면 자신의 힘으로 병변을 찾아내야 하고 제 3자가 보아도 병변의 특징을 이해할 수 있도록 영상을 잡아야 한다. 근골격 영상의 관심범위는 다양한 관절 및 골조직, 연부 조직, 신경조직을 포함하기 때문에 정확한 병변의 진단을 위해서는 검사자의 고려사항이 많을 수 밖에 없다.

따라서 본 초음파 매뉴얼은 주로 처음으로 근골격 초음파를 배우거나 임상경험이 적은 근골격 초음파 입문을 위한 책으로 제작되었으며, 우리가 자동차 운전을 할 때 내비게이션을 이용하여 쉽게 목적지로 찾아가듯 이 책을 통해 우리가 자주 접하는 근골격 질환의 기본적인 초음파 자세를 이해하고 숙지하는데 많은 도움이 될것으로 기대한다.

2014년 3월 20일

차 장 규
(순천향대학교 부천병원 영상의학과 교수)

목차

Suggested Guidelines for Musculoskeletal Sonography

장비선택

근골격 구조는 비교적 길고, 여러 층으로 된 조직으로 되어 있기 때문에 이런 구조물의 병변을 정확히 보기 위해서는 고 주파수를 사용하는 선형의 probe(탐촉자)가 필요하다.

초음파기기 회사별로 차이는 있지만 적어도 7.5MHz정도의 probe가 권장사항이고 8MHz이상이라면 고해상도의 화질 영상을 구현한다.

모든 초음파 검사에서 적절한 기본 설정은 화질의 진단적 가치를 좌우하는데 필수적이다. 이중에서 gray scale의 조정은 가장 중요하며, 필요 시 제조업체에 문의하여 도움을 얻는 것이 좋다.

Probe 위치

근골격계 초음파를 할 때는 관절면이 곡선이거나 울퉁불퉁하여 탐촉자를 일정하게 같은 부위에 위치시키고 검사를 시행하는 것이 중요하다. 초음파검사의 검사영역이 다른 영상검사에 비해 좁기 때문에 조금만 탐촉자를 움직여도 병변의 위치를 놓칠 수 있다. 따라서 항상 병변이 영상의 정중앙에 오도록 하고 초음파검사를 시행한다.

초음파 영상의 방향

종축영상의 경우 영상의 왼쪽이 머리쪽이고 오른쪽의 다리쪽이 된다.

횡축영상의 경우 영상의 왼쪽이 환자의 오른쪽이 된다.

초음파 검사요령

일단 Gray scale 초음파를 위한 설정을 한다.

대개 근골격 초음파 영상을 얻을 때는 가능한 한 골조직이 일부 포함되도록 하여 제 3자가 보아도 쉽게 영상의 해부학적 구조가 이해되도록 한다. 초음파 영상에는 알맞은 설명문구를 삽입한다.

하지만 너무 짧은 약어는 혼란을 주기 때문에 사용하지 않는 것이 좋다.

권장 검사 Protocol

이 매뉴얼에서 보여주는 그림설명은 단순히 참고사항일 뿐이다. 각자 상황에 맞게 영상설명을 추가하면 된다. 또한 본 매뉴얼이 기술한대로 모든 근골격초음파를 시행할 필요는 없고 환자의 증상에 따라 방법을 변형시켜 초음파를 시행하도록 한다. 하지만 병변마다 적어도 6개의 영상은 얻도록 하고 3개는 종축영상을 3개는 횡축영상을 얻도록 한다.

Basic Normal Musculoskeletal Ultrasound Anatomy

근육(SKeletal Muscle)

Longitudinal 방향에서, 근육 내막은 echogenic 한 선형의 띠 모양으로 규칙적인 배열을 갖는다. Transverse 영상에서는 근육 bundle은 반점모양으로 짧고 곡선모양으로 보이며 근육실질이 저 에코로 보이기 때문에 하얀 반점이나 곡선모양이 대조적으로 뚜렷이 보인다.

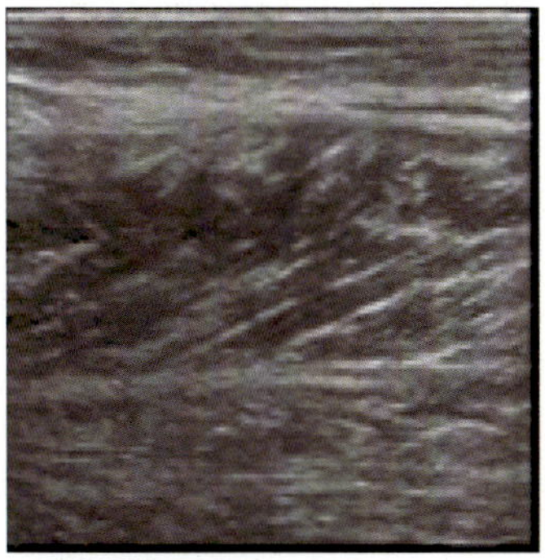

근육의 종축영상
(Longitudinal Tendon)

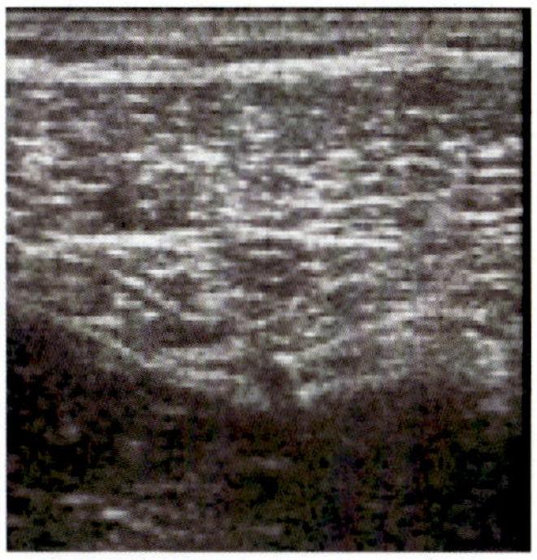

근육의 횡축영상
(Transverse Tendon)

근막(Fascia)

Fascia는 사지의 근육, 인대 구조물을 둘러싸는 collagen으로 형성된 얇은 막처럼 보이는 구조물이다. 이러한 근막은 골조직이나 periosteum에 부착되며 정상 근막은 저 에코로 보이는 있는 얇은 띠나 막처럼 보인다.

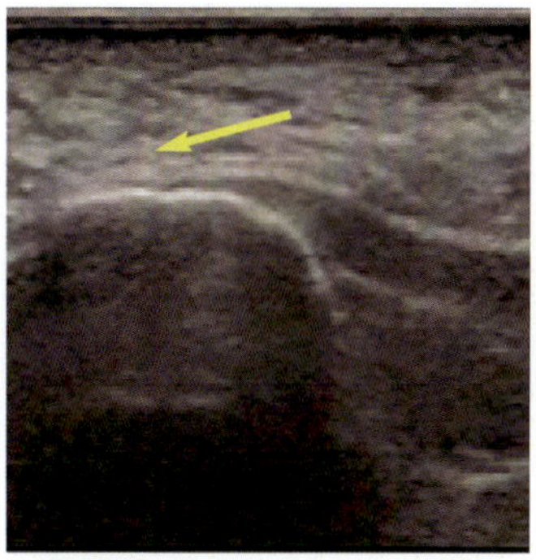

Fascia(근막)

피하 연부조직(Subcutaneous Tissue)

이 조직은 근육조직과 유사한 에코로 보인다. 지방조직과 근육 조직의 차이점은 조직 내 빗살모양의 septa의 유무이다. 지방조직은 내부에 septum을 갖고 있지 않다.

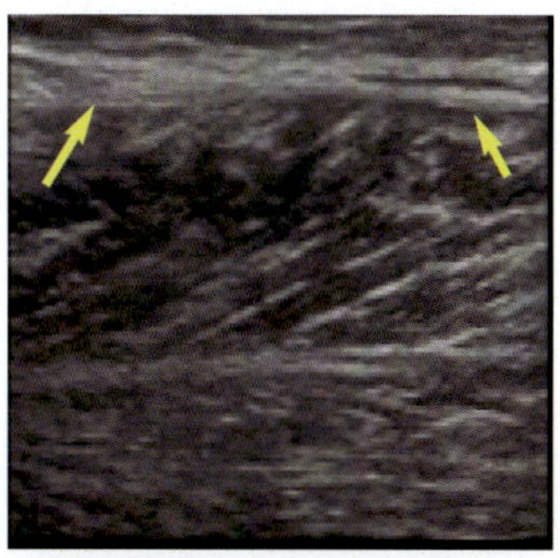

피하 연부조직(Subcutaneous Tissue)

골피질(Cortical bone)

초음파 영상에서 정상적인 골피질은 연속된 고에코의 선으로 보이고 골피질 아래쪽으로 초음파가 감쇄되어 검은 그림자가 생긴다(posterior acoustic shadowing).

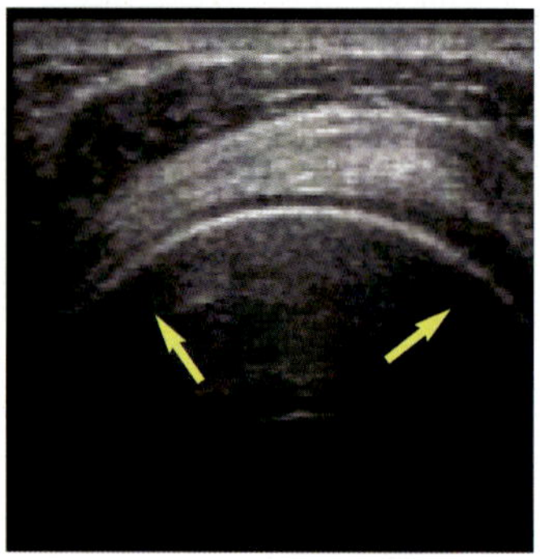

골피질(Cortical Bone)

골막(Periosteum)

때때로, 얇은 고에코의 선이 골피질의 표층으로 나란히 주행하는 것을 볼 수 있다. 이것은 골막이 골피질 표층에 보이는 것으로 정상환자에서는 보이지 않는다. 이러한 골막 반응은 골조직의 손상, 염증, 암이 생겼을 때의 반응으로 발생한다.

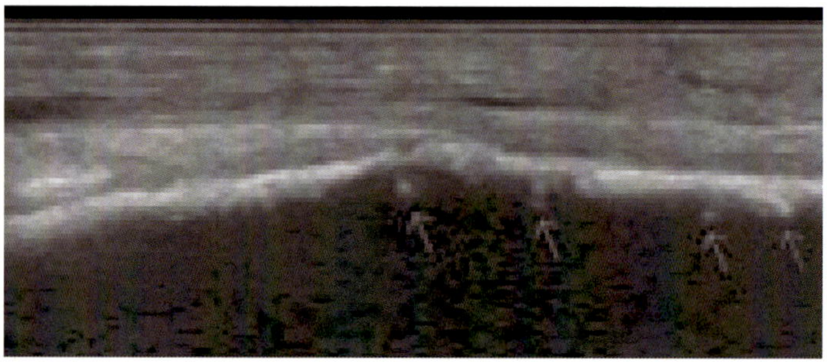

건(Tendon)

초음파 검사에서 정상 tendon 조직은 고에코의 선형 띠모양으로 보이지만 위치에 따라 다양한 두께로 관찰된다. 이러한 tendon의 내부조직을 종축영상에서 보면 섬유모양의 구조형태를 가지고 있다. 초음파 검사에서 collagen fiber들은 고에코로 보이고 사이사이에 저에코의 막으로 분리되어 보인다. 종축영상에서 근육 내부의 fiber가 연속적으로 주행하여야 정상소견이며 중간에 끊어져 보이거나 저에코의 병변으로 가려져 보인다면 이상소견으로 간주해야 할 것이다. Tendon은 anisotropy를 가지기 때문에 항상 tendon의 종축방향으로 탐촉자를 위치시켜야 tendon의 fiber들이 명확하게 보인다는 것을 주의하도록 한다.

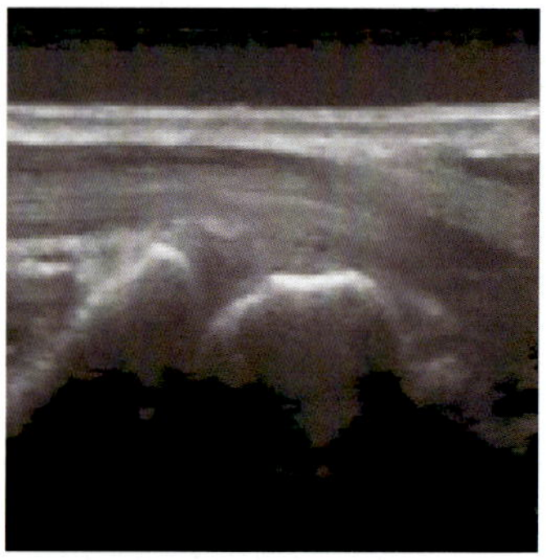

건(tendon)의 종축영상
(Longitudinal Tendon)

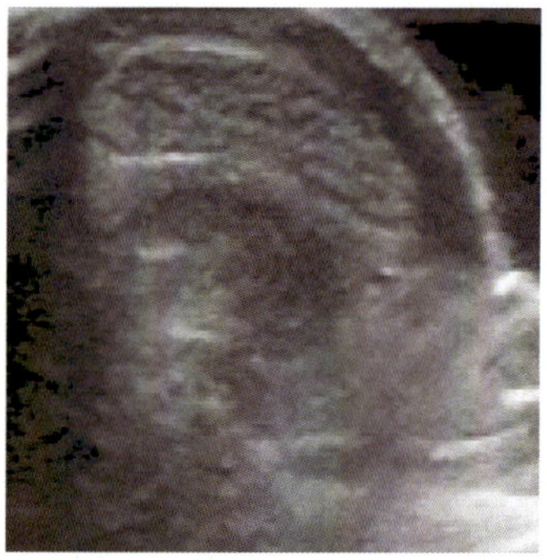

건(tendon)의 횡축영상
(Transverse Tendon)

Ligament(인대)

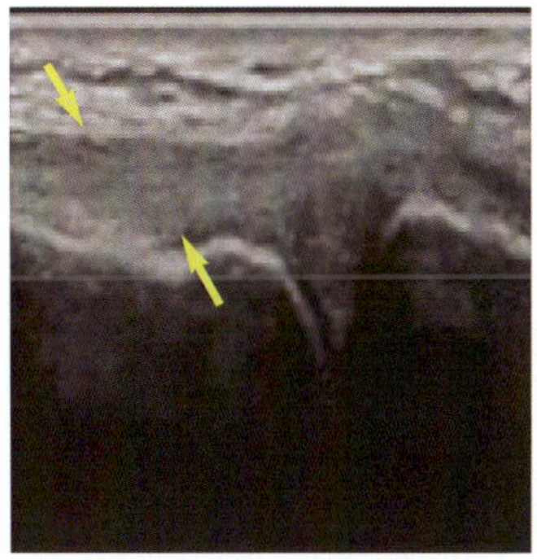

초음파 영상에서 정상적인 인대조직은 건과 마찬가지로 고에코의 선상 구조물로 보인다. 하지만 인대는 건보다 좀더 치밀한 섬유성 조직이기 때문에 인대 내부에 보이는 선상 구조물들이 가까이 밀집되어 보인다. 인대의 구성 성분은 인대와 마찬가지로 섬유성 조직이기는 하지만 인대 내부에 존재하는 콜라겐이나 엘라스틴, 섬유연골 성분의 함량에 따라 인대보다 다양한 에코를 보일 수 있다.

말초신경(Peripheral nerve)

고해상도 탐촉자를 이용하면 말초신경의 주행방향을 따라 추적 관찰할 수 있다. 말초신경 내부조직은 고에코들이 주위에 저에코의 선들에 의해 둘러싸이는 모양으로 보인다. 장축영상에서는 tendon과 같이 고에코의 다발모양으로 보이지만 tendon과 비교할 때는 고에코의 정도가 약간 떨어진다.

횡축영상에서는 타원형으로 보이는 신경조직 내부에 고에코로 보이는 점상의 신경다발이 보인다.

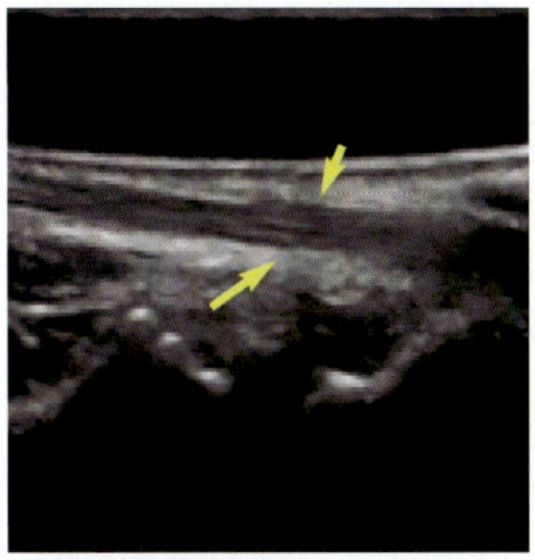

신경 조직의 종축영상
(Longitudinal Nerve)

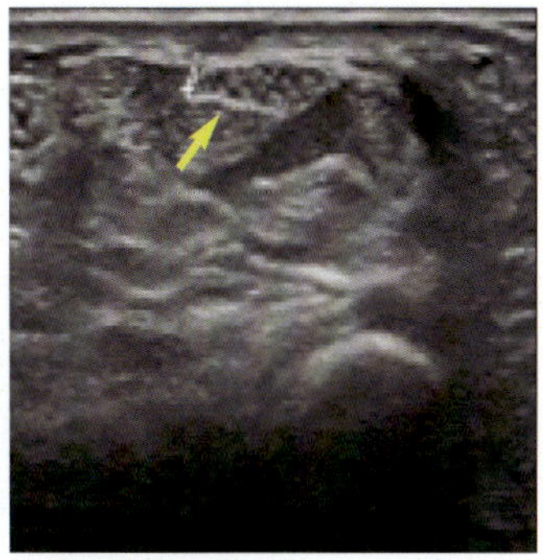

신경 조직의 횡축영상
(Transverse Nerve)

윤활낭(Bursa)

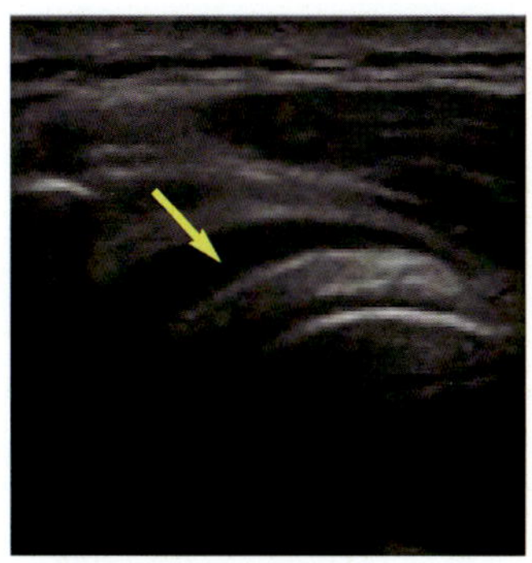

정상 관절조직에서는 윤활낭은 2mm 미만의 매우 얇은 저에코의 선모양으로 보인다. 하지만 반복되는 자극이나 염증이 생기면 윤활낭 내부는 물성분로 채워지게 되고 부풀어 오르게 된다. 염증성인 경우에는 윤활낭 내부에 다수의 고에코의 병변이 떠다니거나 거미줄처럼 보일 수 있다.

Normal Mean Values – Upper Extremity

Structure	Value	Direction
Biceps Tendon Cross-section	3.0–3.5mm	↕
Supraspinatus Tendon Thickness	4.6–6mm	↕
Subscapularis Tendon (transverse probe)	4.2mm	↕
Critical Zone	1cm proximal from SSP attachment	
Sub-Deltoid Bursa	2mm or less	↕
Rotator Cuff Interval (SSP and/or SCP)	3mm	↔
Humeral Head Cartilage Below SSP	0.8mm	↕
Humerus-Acromion Distance	10.9mm	⤡
Anterior Glenoid Labrum	3mm	
Ulnar nerve Cross-section	7.5mm	↔
Median Nerve Cross-section (proximal to carpal tunnel)	10mm or less	↔
Extensor Carpi Ulnaris Tendon (transverse probe distal to ulna)	5.4 mm	↔
Index Finger Flexor Tendon	6.4mm	↔

Normal Mean Values – Lower Extremity

Quadriceps Tendon thickness	4.9–5.1mm
Suprapatellar Bursal thickness (longitudinal probe)	2.5mm
Suprapatellar Bursal length (longitudinal probe)	19.5–22.5mm
Deep Infrapatellar Bursa sagittal thickness (longitudinal probe)	2.7mm
Patellar Tendon transverse thickness (transverse probe)	3.0–3.4mm
Patellar Tendon sagittal thickness (longitudinal probe)	3.2mm
MCL Proximal	3.6–3.8mm
MCL Distal	2.0–2.3mm
Tibialis Anterior Tendon (transverse probe)	8.2mm
Tibialis Posterior Tendon (transverse probe)	8.4mm
Peroneous Longus Tendon (transverse probe)	6.0mm
Peroneous Brevis Tendon (transverse probe)	4.3mm
Achilles Tendon A–P Cross–section	5.5–6.5mm
Achilles Tendon Coronal	9–13mm

Most tears occurs 6–7cm proximal from attachment

Retrocalcaneal Bursa Longitudinal length	5.5mm
Retrocalcaneal Bursa (transverse probe)	1.3mm
Plantar Fascia thickness	3.5–4.0mm
Morton' s Neuroma	5–7mm diameter

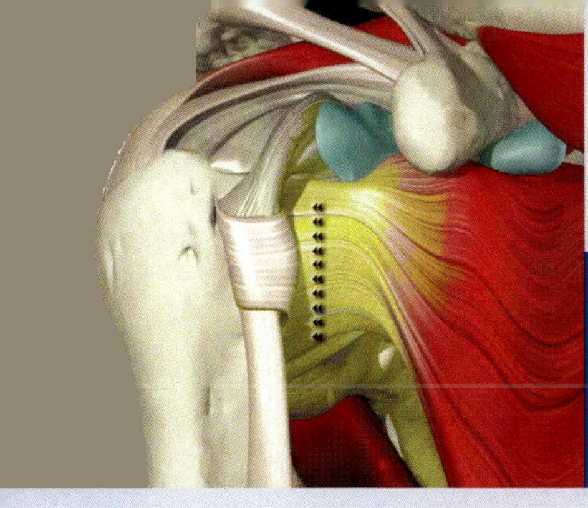

The Shoulder

- Biceps Tendon Transverse 영상 얻기 : 근위부
- Biceps Tendon Longitudinal 영상 얻기
- Subscapularis Tendon : 외회전 상태에서 Transverse 영상 얻기
- Subscapularis Tendon : 외회전 상태에서 Longitudinal 영상 얻기
- Rotator Cuff 검사를 위한 위치잡기
- 극상근(Supraspinatus) : Anterior Transverse 영상 얻기
- 극상근(Supraspinatus) : Anterior Longitudinal 영상 얻기 – Critical Zone
- Rotator Cuff Interval
- 유착관절낭염(Adhesive Capsulitis) 진단을 위한 Rotator Cuff Interval 영상 얻기
- Rotator Cuff : Infraspinatus Longitudinal 영상 얻기
- Rotator Cuff : Infraspinatus Transverse 영상 얻기
- Rotator Cuff : Teres Minor Transverse 영상 얻기
- Rotator Cuff : Teres Minor Longitudinal 영상 얻기
- Acromio Clavicular(AC) Joint
- Shoulder Impingement
- Anterior Glenoid Labrum 보기
- Posterior Glenoid Labrum 보기

Biceps Tendon Transverse 영상 얻기 : 근위부

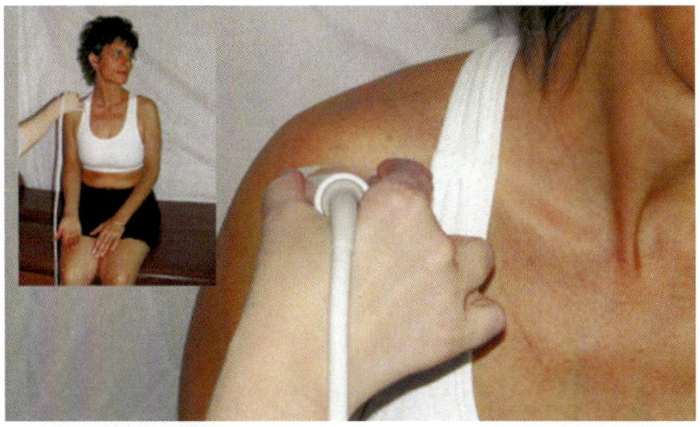

[그림 1] 탐촉자의 위치

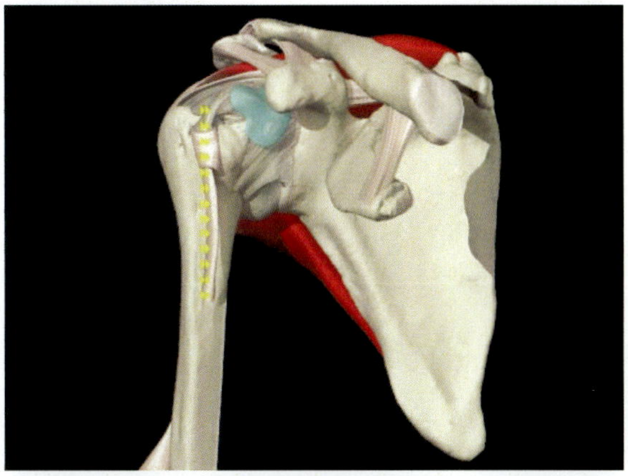

[그림 2] Biceps tendon의 근위부의 주행방향

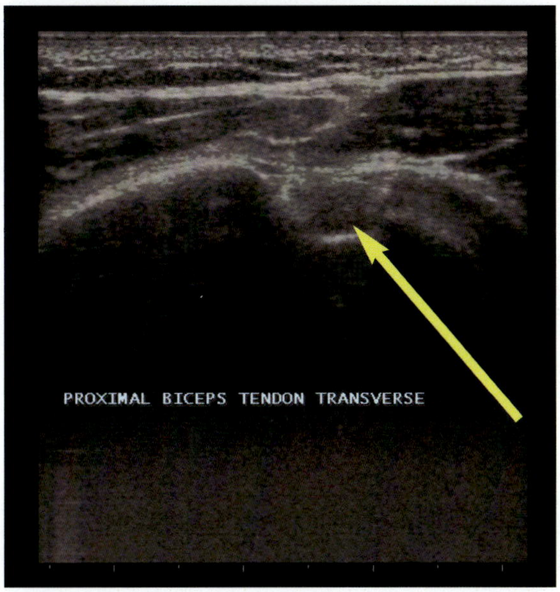

[그림 3] Biceps tendon의 근위부의 횡단면

견관절에서 Biceps tendon의 초음파는 근위부와 원위부에서 모두 시행한다.

1) 환자는 앉은 상태에서 팔은 편안하게 옆구리에 붙이고, 팔꿈치 관절은 90° 정도로 구부린 다음 환자의 무릎에 올려놓게 한다. 손바닥은 자연스럽게 위를 보게 한다. 경우에 따라 베게를 무릎 위에 올려 놓고 환자의 팔을 올려 놓게 하면 환자가 경직되지 않고 편안한 자세로 검사를 진행할 수 있다.

2) Biceps tendon의 근위부에 주행방향에 대해 transverse 방향으로 탐촉자를 위치한 다음 탐촉자를 조절하여 상완골의 bony cortex가 뚜렷한 고에코의 경계를 만들도록 한다.

3) Bicipital groove 내에 tendon을 관찰할 수 있다[그림 3].

Biceps Tendon Longitudinal 영상 얻기

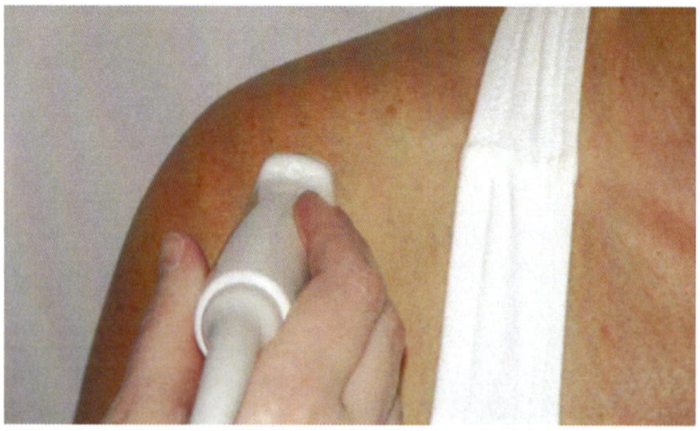

[그림 1] 탐촉자의 위치

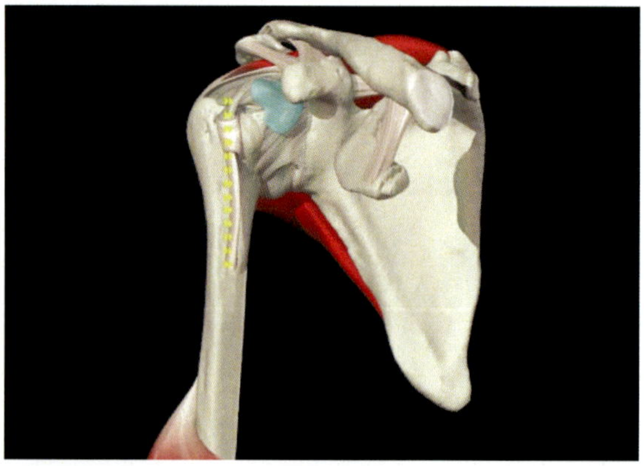

[그림 2] Biceps tendon의 근위부의 주행방향

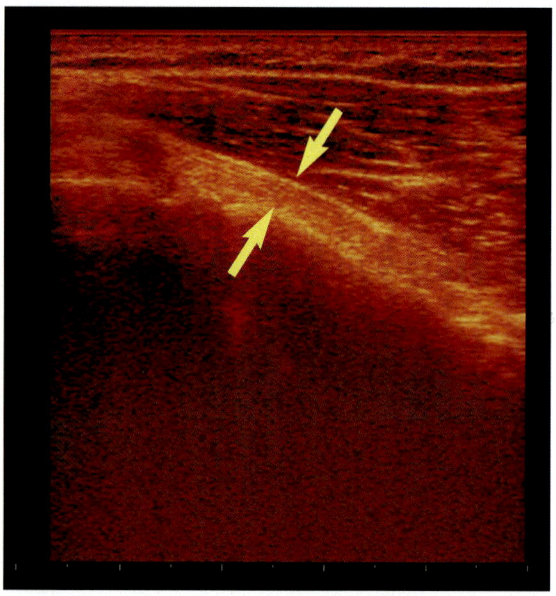

[그림 3] Biceps tendon long head의 근위부의 종축영상

1) Biceps tendon의 longitudinal 영상을 얻기 위해서는 환자의 자세는 횡축영상을 얻을 때와 마찬가지로 환자의 팔은 무릎 위에 놓고 팔꿈치는 편안하게 구부린 상태로 앉아 있게 한다.

2) 탐촉자가 아래쪽으로 미끄러지지 않게 주의하면서 상완골 long axis 방향으로 탐촉자를 90° 돌려 Biceps tendon의 종축영상을 관찰한다.

3) 근위부 Biceps tendon은 mixed echo를 보이는 deltoid muscle아래쪽에 수평으로 주행하는 고에코의 띠 모양으로 보인다.

4) 원위부의 Biceps tendon을 보기 위해서는, 근위부의 tendon의 주행방향을 따라 2.5–5cm 가량 내려가면 원위부의 tendon이 muscle로 합쳐지는 부위를 관찰할 수 있다.

Subscapularis Tendon :
외회전 상태에서 Transverse 영상 얻기

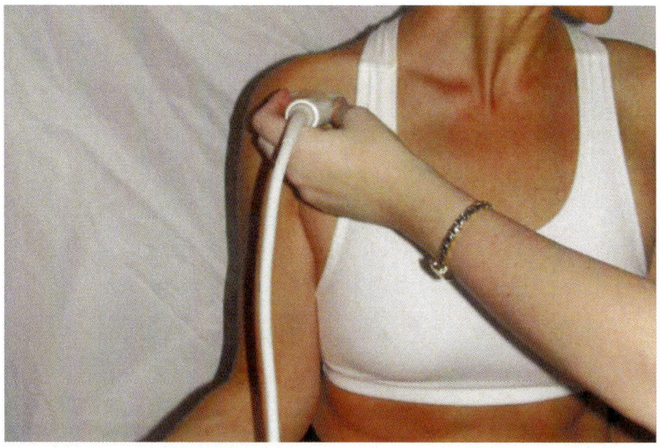

[그림 1] 탐촉자의 위치

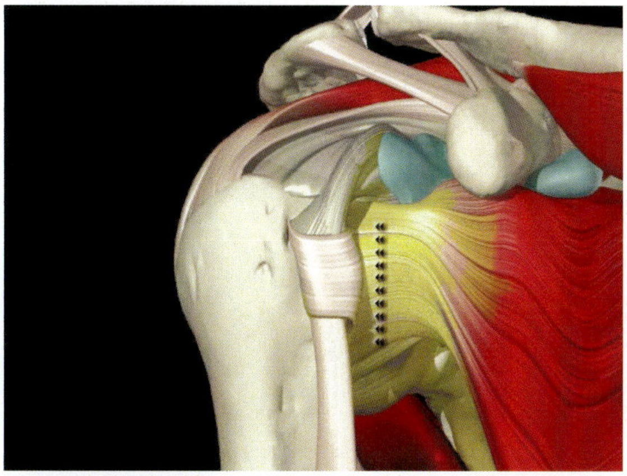

[그림 2] 화살표는 Subscapularis tendon의 상완골 부착부위를 나타낸다.

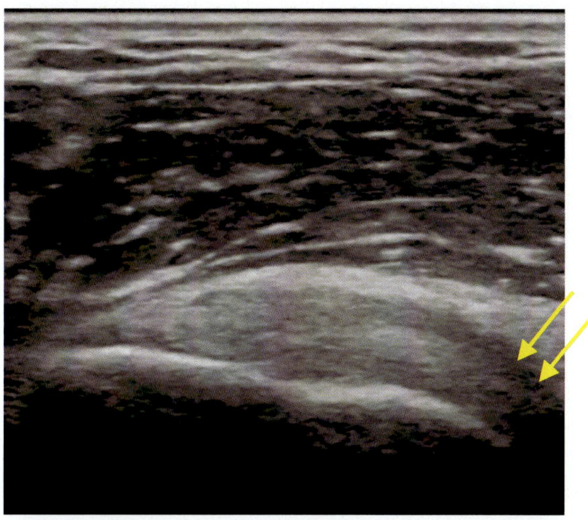

[그림 3] Subscapularis tendon이 횡축영상

1) 환자의 팔꿈치를 자연스럽게 옆구리에 붙이고 90° 정도 구부리게 한다.

2) 탐촉자는 Biceps tendon 근위부 영상을 시행할 때와 같이 위치를 잡고, 이 위치에서 그대로 내측으로 탐촉자를 3-5cm 정도 이동시킨다. 이렇게 하면 더 이상 bicipital grooves는 보이지 않게 되나 상완골두는 심층부에서 계속 관찰된다.

3) 이 상태에서 환자에게 팔꿈치관절을 옆구리에 붙인 채, 견관절을 외회전을 하게 한다. 이렇게 하면 Subscapularis tendon이 영상의 우측에서 고에코의 띠모양으로 보이고 영상의 좌측에 위치하는 lesser tubercle에 부착된다.

4) 좌측 사진에서 Subscapularis tendon의 우측방향으로 검게 보이는 부분이 보이는데, 이는 인대나 근육의 anistotropy 성질로 인한 정상소견으로 Subscapularis tendon이 외회전 시킬 때 외측으로 당겨지면서 생기는 현상이다[그림 3].

Subscapularis Tendon :
외회전 상태에서 Longitudinal 영상 얻기

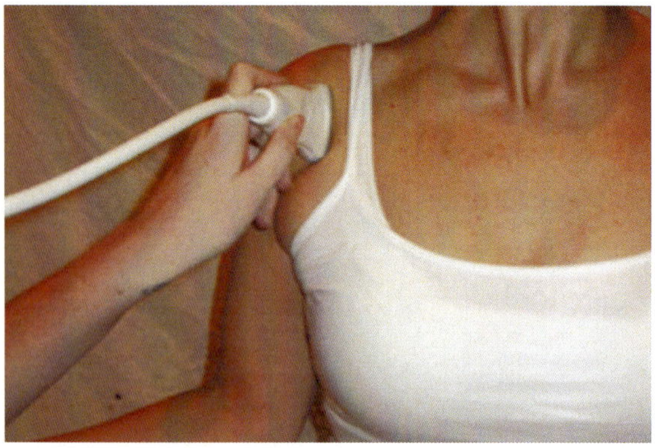

[그림 1] 탐촉자의 위치

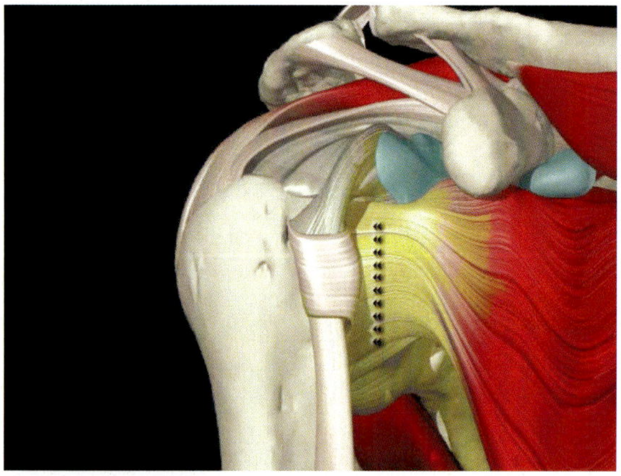

[그림 2] 화살표는 Subscapularis tendon의 상완골 부착부위를 나타낸다.

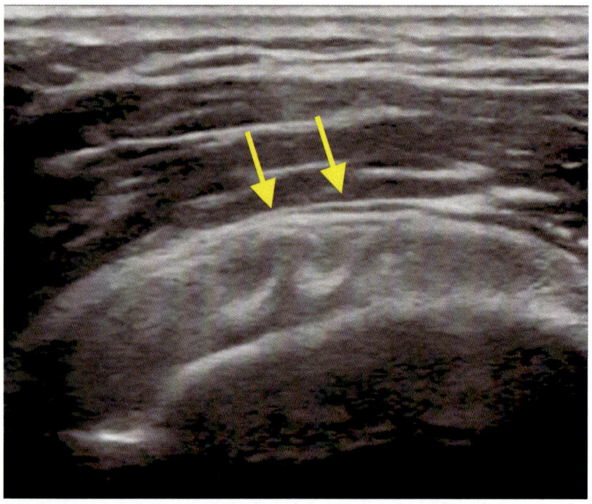

[그림 3] Subscapularis tendon의 비균질적인 에코로 보이는 normal subscapular musculo-tendinous junction longitudinal의 영상

1) 횡축영상과 마찬가지로 환자의 팔꿈치를 자연스럽게 옆구리에 붙이고 90° 정도 구부리게 한다.

2) 탐촉자는 Biceps tendon 근위부 영상을 시행할 때와 같이 수평으로 위치를 잡고, 이 위치에서 그대로 내측으로 탐촉자를 3-5cm 정도 이동시킨다. 이때, Bicipital grooves는 보이지 않고 상완골두의 bony cortex는 계속 관찰된다. 이상태에서 탐촉자를 90° 로 돌려서 상완골의 long axis방향과 평행하게 만든다.

3) 이 상태에서 환자에게 팔꿈치관절을 옆구리에 붙인 채, 견관절을 외회전을 하게 한다. 이렇게 하면 Subscapularis tendon이 영상의 우측에서 고에코의 띠모양으로 보이고 영상의 좌측에 위치하는 lesser tubercle에 부착된다.

4) [그림 3] Subscapularis tendon의 정상적인 tendon에서 보이는 비균질적인 subscapular musculo-tendinous junction longitudinal 영상이다. 근육에서 보이는 fibrillar pattern은 더 이상 보이지 않는다.

Rotator Cuff 검사를 위한 위치잡기

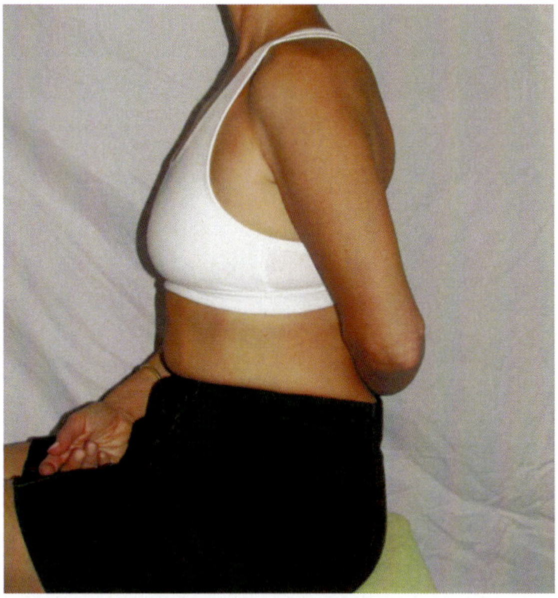

[그림 1] Supraspinatus를 보기 위한 환자의 자세

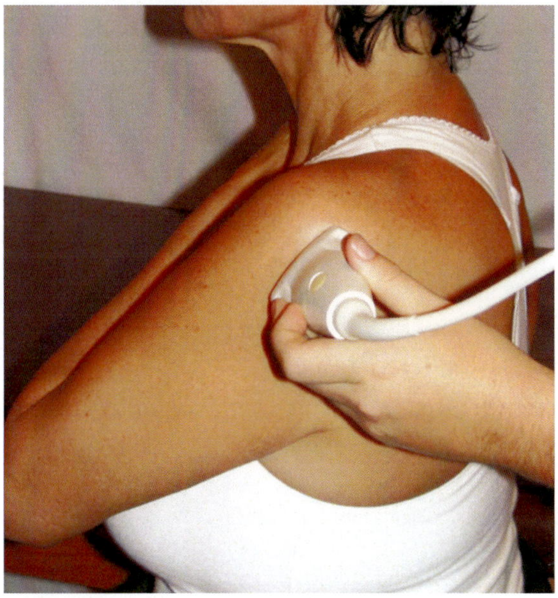

[그림 2] Infraspinatus를 보기 위한 탐촉자의 위치와 환자의 자세

Supraspinatus

1) 환자 자세를 정확히 잡는게 Anterior rotator cuff를 보기 위한 가장 중요한 필요 조건이다.

A. 내회전을 최대로 시키고

B. 뒤쪽으로 어깨 관절을 최대로 신전시키고

C. 팔꿈치는 열중쉬어하듯이 자연스럽게 몸에 붙인다.

2) 대부분의 경우, 환자의 손은 하의 내로 집어넣게 하면 적절한 자세를 잡는데 도움이 된다.

3) 환자의 통증으로 인하여 적절한 자세를 취하지 못할 경우, 팔은 중립자세로 위치시키고, 환자가 가능한 만큼 어깨 관절을 내회전시켜서 검사를 진행한다.

정상적인 검사자세를 취하지 못하는 검사가 이루어진 경우에는 초음파 영상에 표시함으로써 판독의 오류를 범하지 않도록 한다.

Infraspinatus, Teres minor

1) Posterior rotator cuff를 보기 위해서 다음과 같이 자세를 잡는다.

A. 최대한 내회전 시키고

B. 가볍게 굴곡시키면서

C. 내전시킨다.

2) 환자에게 반대편 어깨를 잡고 있으라고 하면 좀 더 편하게 검사를 진행할 수 있다.

극상근(Supraspinatus) : Anterior Transverse 영상 얻기

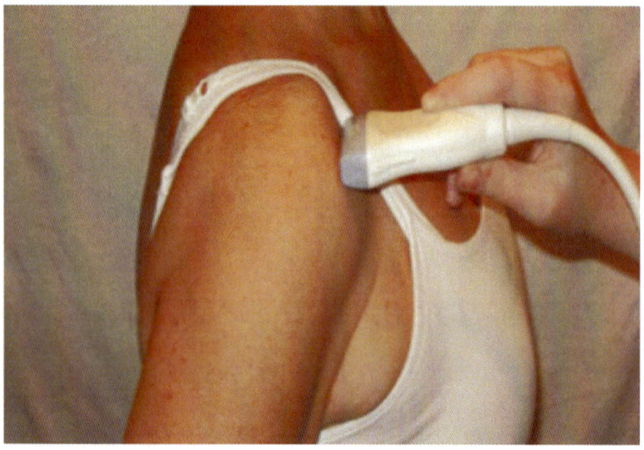

[그림 1] 탐촉자의 위치

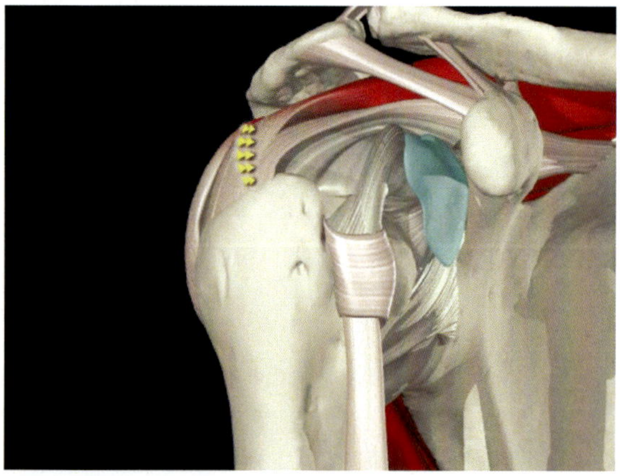

[그림 2] 화살표는 Supraspinatus tendon의 상완골 부착부위를 나타낸다.

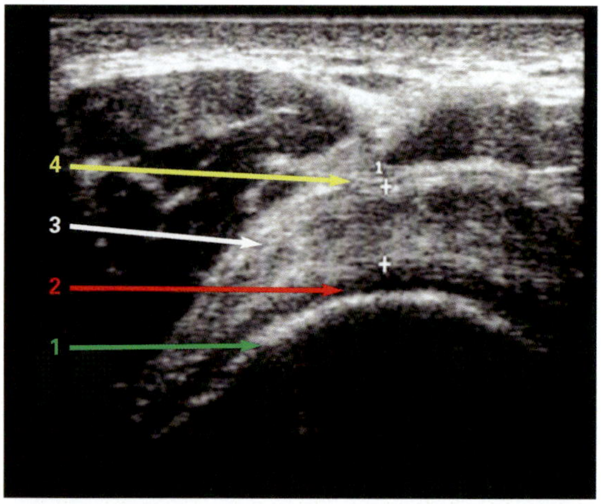

[그림 3] Supraspinatus tendon의 횡축영상. 1) 상완골의 골피질, 2) 어깨관절내의 상완골 연골, 3) Supraspinatus tendon, 4) 근육과 건사이에 위치한 subdeltoid bursa

1) 탐촉자를 대략 어깨 관절 앞 쪽의 중간 정도로 위치하게 하고 Transverse 방향으로 탐촉자를 잡는다. 이때 탐촉자가 지면에 수평으로 위치하여야 한다.

2) 이 위치에서 영상을 잡으면, 상완골 피질면 위쪽으로 저에코를 보이는 Hyaline cartilage가 보이게 된다.

비교적 두껍고 넓은 원호 모양의 고에코가 보이는데 이것이 극상근의 Fibrillar pattern이다. 얇고 길쭉한 저에코의 얇은 막처럼 보이는 구조물이 있는데, 이것은 subdeltoid 또는 subacromial bursa이다. 정상적으로 이 bursa는 flat하게 보이는 막 처럼 보이지만 인대의 퇴행성 변화로 인해 bursa내에 effusion이 보일 수 있다.

극상근(Supraspinatus) :
Anterior Longitudinal 영상 얻기 – Critical Zone

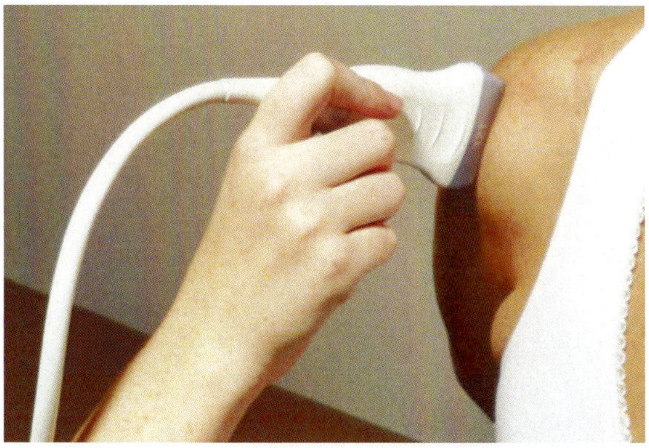

[그림 1] 탐촉자는 상완골의 중간부위와 평행하게 위치시킨다.

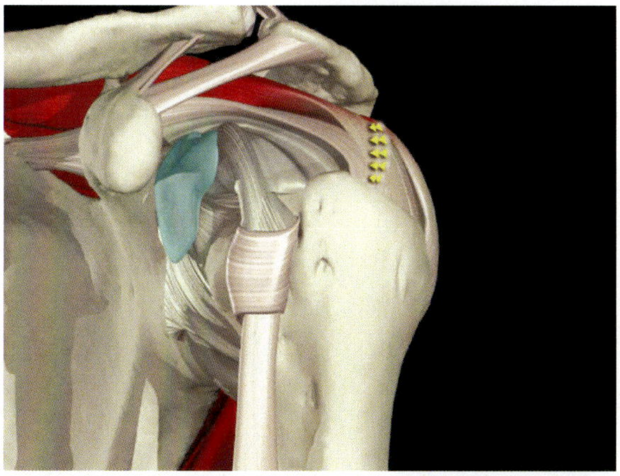

[그림 2] 화살표는 Supraspinatus tendon의 상완골 부착부위를 나타낸다.

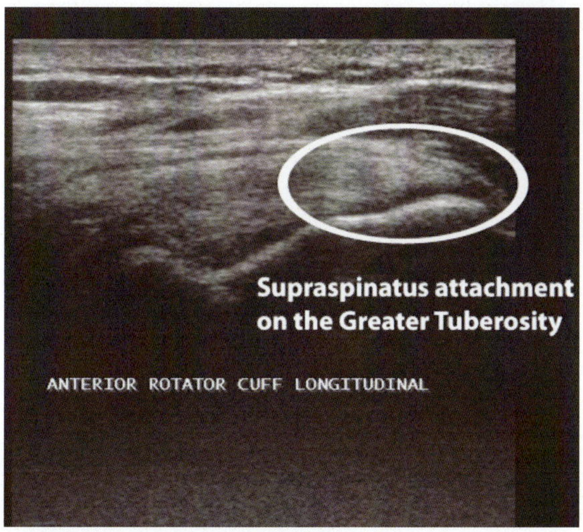

[그림 3] Supraspinatus tendon의 종축영상

위험 구역(Critical Zone)은 극상근의 상완골 부착 부위 전 1cm 근처의 tendon을 말하며 avascular하여 모든 극상근 파열의 90%가 여기서 생긴다.

1) Anterior Transverse 영상을 볼 때와 같은 탐촉자 위치에서 90° 직각으로 돌리면 극상근의 longitudinal 영상을 얻을 수 있는데, MR 영상과 비교하여 볼 때 시상면과 같은 영상으로 보이게 된다.

2) 오른쪽에서 왼쪽으로 영상을 보면 극상근이 마치 새부리(bird beak) 모양처럼 보이게 된다. 새부리에서 날카로운 부분이 상완골의 greater tubercle로 인대가 부착되는 부위가 된다.

3) 상완골로 극상근이 부착할 때, 저에코의 띠 모양을 볼 수 있는데 이것은 정상소견으로 이 부위의 tendon이 fibrocartilage 성분이 많기 때문이다.

Rotator Cuff Interval

A sonolucent area on either side of the short axis biceps tendon

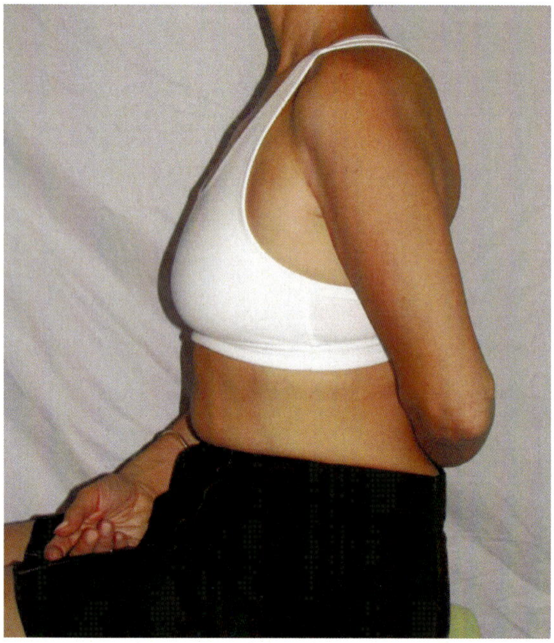

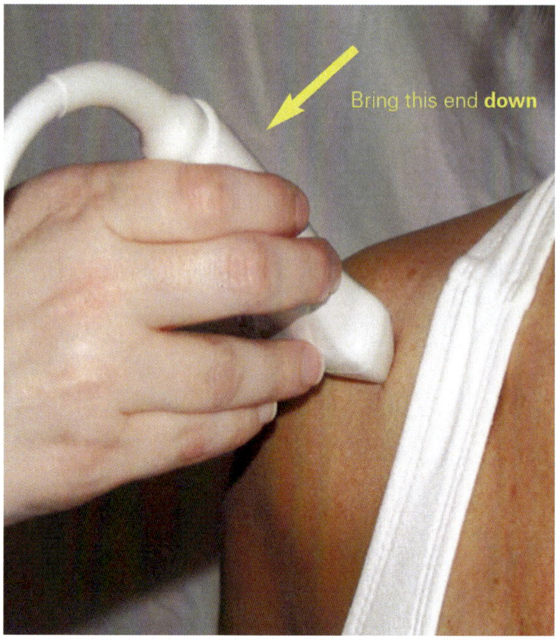

[그림 1 and 2] Rotator cuff interval을 보기 위한 환자 자세와 탐촉자의 위치를 나타낸다.
환자의 자세와 탐촉자는 Supraspinatus tendon을 볼 때와 마찬가지로 탐촉자를 위쪽에서 아랫쪽으로 각도를 준다.

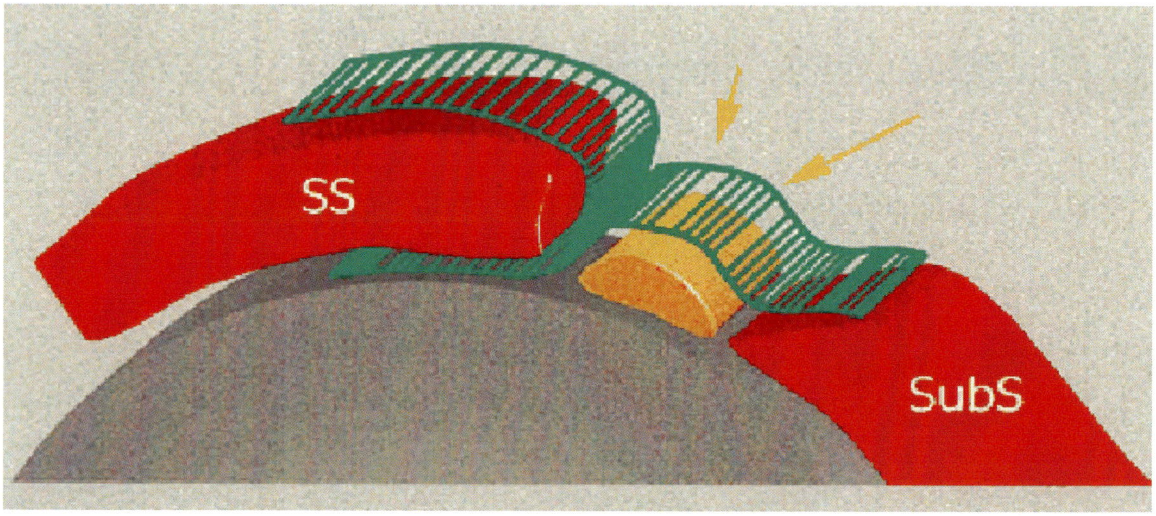

[그림 3] Biceps tendon의 long head는 Rotator cuff interval을 통해 glenohumeral joint내로 들어간다.

유착관절낭염(Adhesive Capsulitis) 진단을 위한 Rotator Cuff Interval 영상 얻기

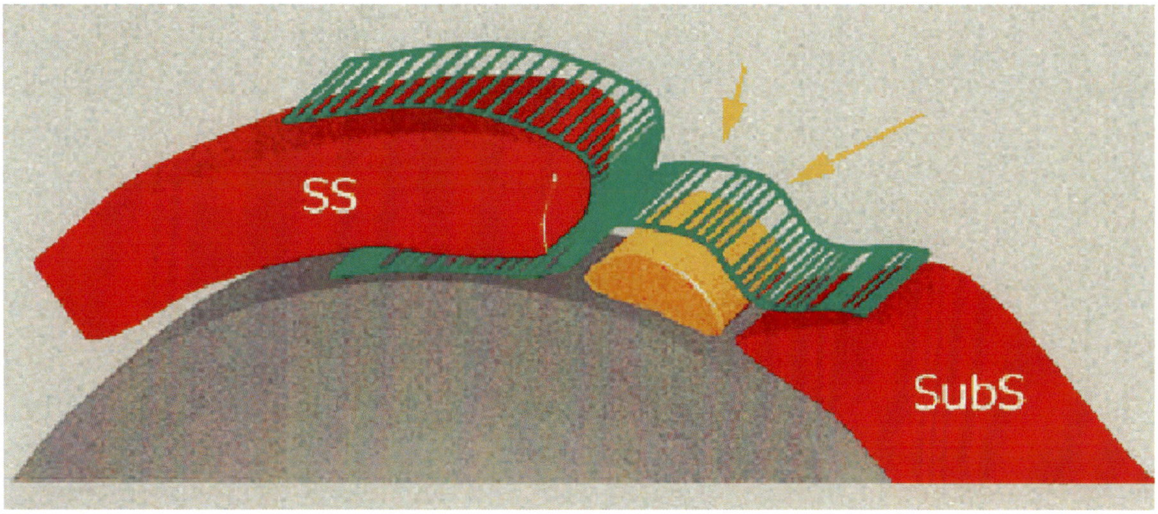

[그림 1] Rotator cuff interval의 모식도

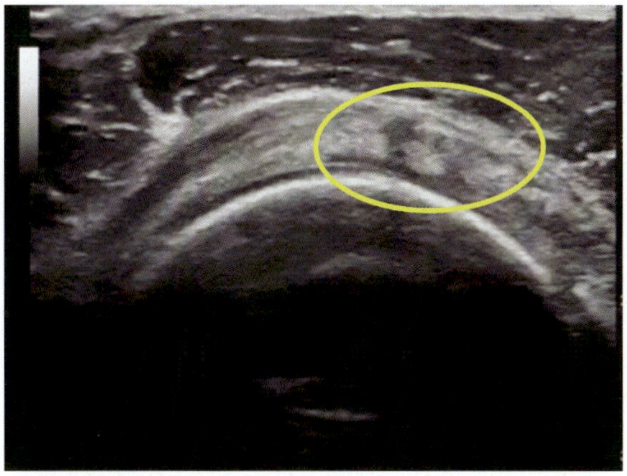

[그림 2] Rotator cuff interval의 초음파 영상

1) 견갑하근(subscapuris)과 극상근 사이의 정상적인 간격(interval)이 있는데 내부에는 Coracohumeral ligament, superior glenohumeral ligament(SGHL), biceps tendon이 주행한다.

2) 관절낭은 biceps tendon보다 아래쪽에서 보이기 때문에 관절낭 내에 effusion이 발생하면, 견갑하근과 극상근의 거리가 벌어지게 된다.

Rotator Cuff : Infraspinatus Longitudinal 영상 얻기

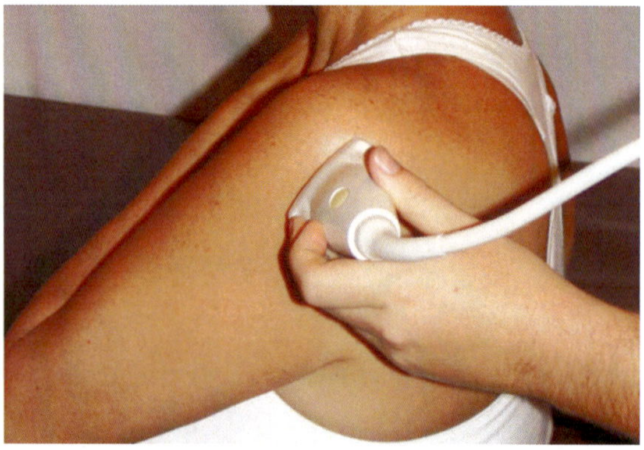

[그림 1] 탐촉자는 상완골과 평행하게 종축으로 잡는다.

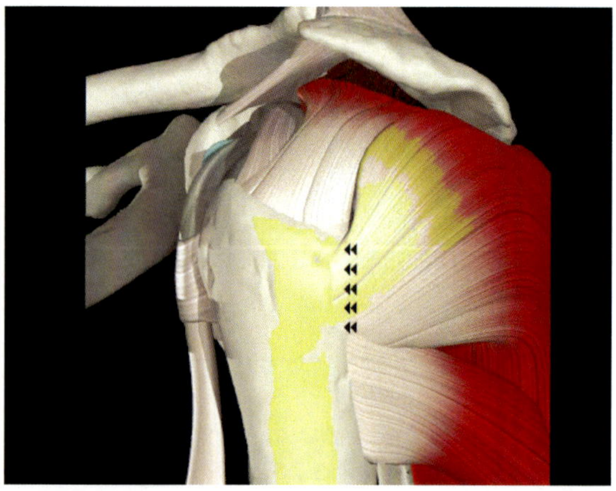

[그림 2] 노란색으로 표시된 부분이 Infraspinatus tendon으로 상완골과 부착 부위는 화살표로 표시하였다.

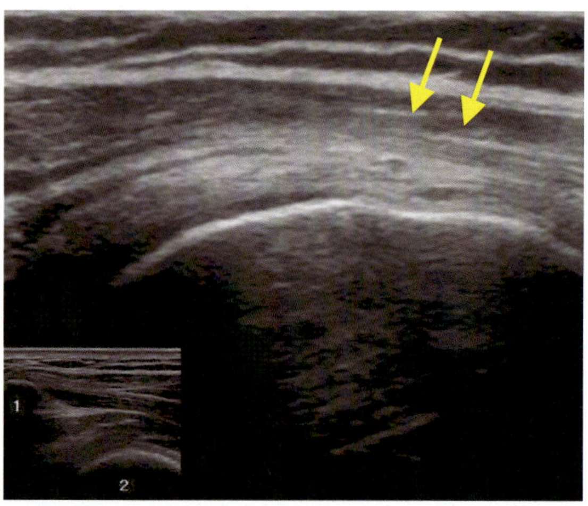

[그림 3] Infraspinatus tendon의 종축영상

1) 환자를 내전과 내회전시키고(반대편 어깨를 잡으라고 하면 됨), acromion을 촉지하고 탐촉자를 acromion이 촉지된 부위의 아래쪽으로 상완골의 long axis 방향에 평행하게 위치시키고 영상을 통해 다음의 두 개의 Bony landmark를 확인한다(왼쪽 초음파 영상[그림 3]).

(1) Acromion

(2) 상완골의 Anterior cortical margin

2) 탐촉자의 위쪽 tip을 acromion에 맞추고 상완골의 cortical margin을 확인하면서 아래쪽으로 천천히 이동시킨다. Infraspinatus tendon은 supraspinatus tendon보다 상완골의 부착부위가 넓어 supraspinatus tendon 영상에서 보이는 bird beak appearance는 명확히 보이지 않는다.

Rotator Cuff : Infraspinatus Transverse 영상 얻기

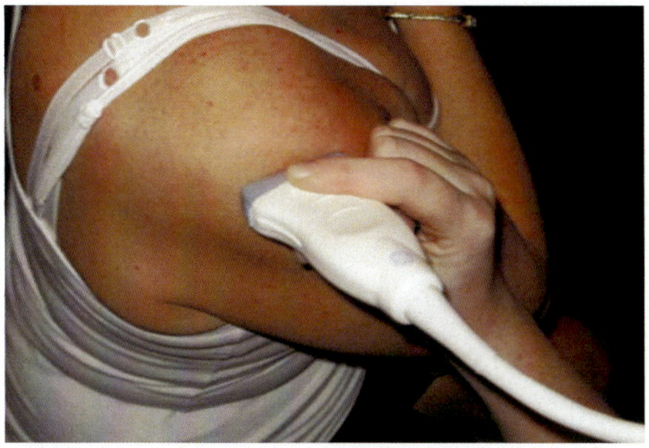

[그림 1] 탐촉자는 상완골과 평행하게 횡축으로 잡는다.

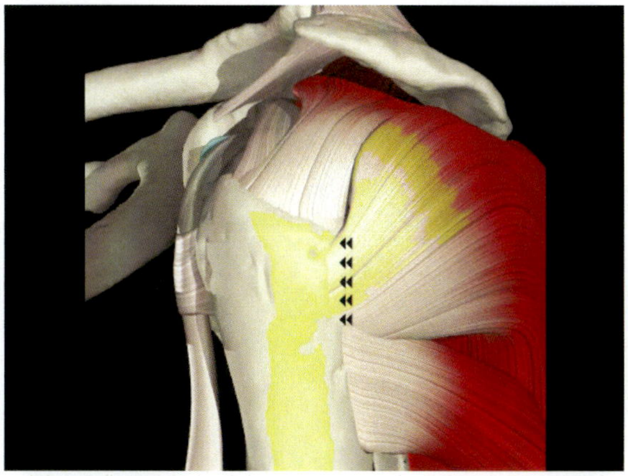

[그림 2] 노란색으로 표시된 부분이 Infraspinatus tendon으로 상완골과 부착부위는 화살표로 표시하였다.

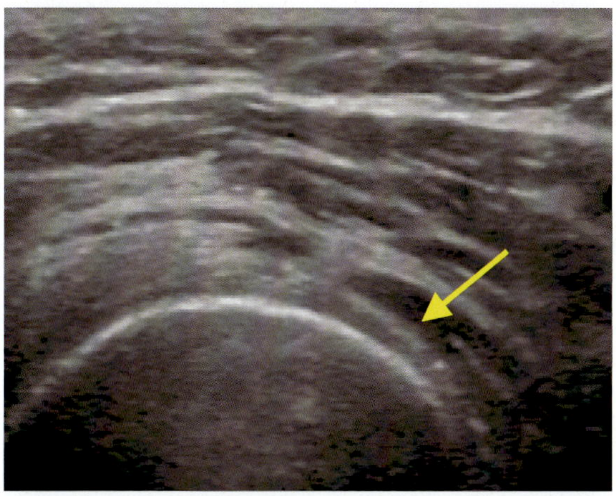

[그림 3] Infraspinatus의 횡축영상. 화살표로 표시된 저에코의 병변은 흔한 정상 변이로 운동선수나 수영선수에서 흔히 보인다.

1) 견관절 외측의 Infraspinatus tendon의 longitudinal view를 얻을 때의 탐촉자의 위치에서 90° 돌리면 영상의 아래쪽에서 보이는 상완골의 윤곽이 볼 수 있다. 이때, 상완골 위쪽에 주행하는 Infraspinatus tendon fiber를 확인한다.

2) 균일한 Echogenic infraspinatus tendon 위쪽과 deltoid muscle사이로 얇은 띠 모양의 저에코로 보이는 공간을 볼 수 있는데 이 공간을 subdeltoid bursa라고 한다(supraspinatus tendon view를 참조하기 바람). 정상적으로 이 bursa는 작고, 납작하게 보이나 퇴행성 질환이나 염증성 질환이 있을 때 bursa내에 effusion이 고여서 팽팽하게 bulging되어 보일 수도 있다.

Rotator Cuff : Teres Minor Transverse 영상 얻기

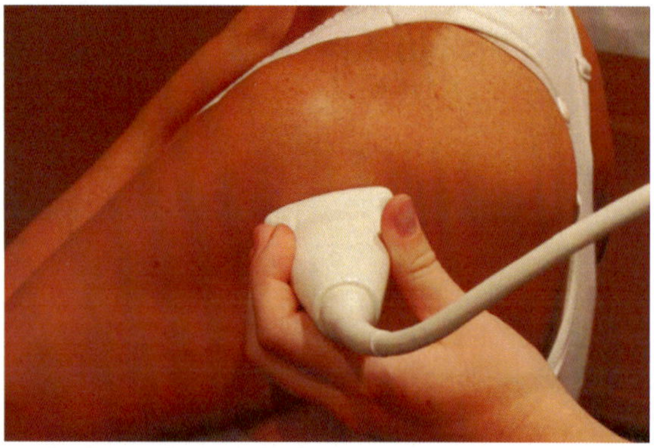

[그림 1] 탐촉자는 Infraspinatus tendon의 아래쪽에 위치하도록 잡는다.

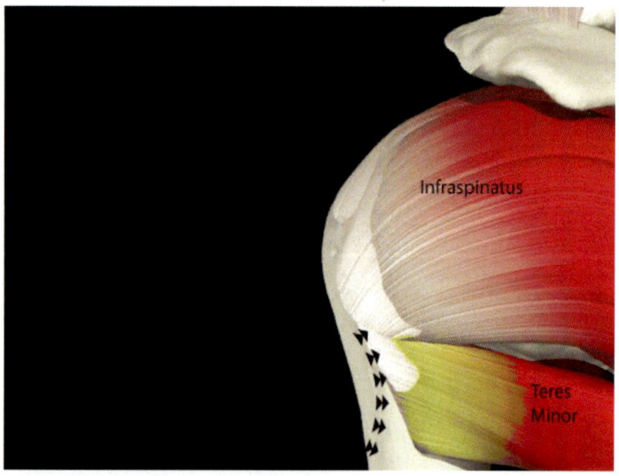

[그림 2] 노란색으로 표시된 부분이 Teres minor tendon으로 상완골과 부착부위는 화살표로 표시하였다.

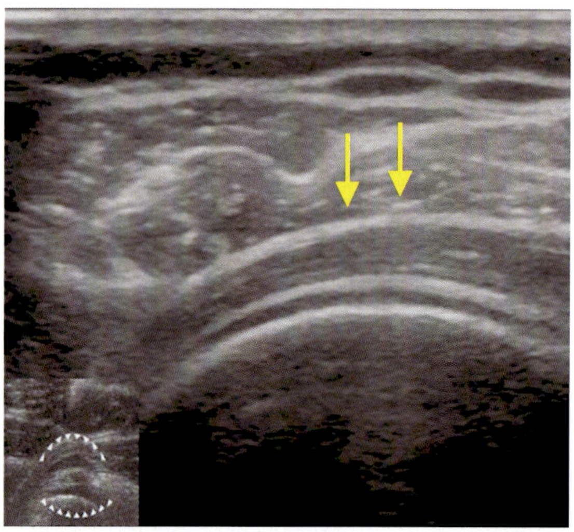

[그림 3] Teres minor tendon의 횡축영상. 아래 그림 처럼 드물지만 peri tendon 삼출액(점선원)이 보일 수 있다.

1) Infraspinatus tendon longitudinal view의 탐촉자 위치에서 아래쪽으로 그대로 이동시킨다. 이때 탐촉자는 Infraspinatus tendon view을 얻을 때와 같이 상완골의 long axis와 비슷하게 놓여야 한다.

2) 상완골두 바로 위쪽에서 고에코 원호모양의 teres minor가 보인다. 이 tendon을 보기 위해서는 상당히 아래까지 탐촉자가 내려가므로 상완골두가 보이지 않을 수도 있다.

3) 작은 상자 사진에서 Peritendinous effusion이 보인다. 하지만 teres minor tendon의 병적인 변화는 매우 드물어 일반적으로 routine shoulder 초음파 검사에서는 검사하지 않는 경우도 있다.

Rotator Cuff : Teres Minor Longitudinal 영상 얻기

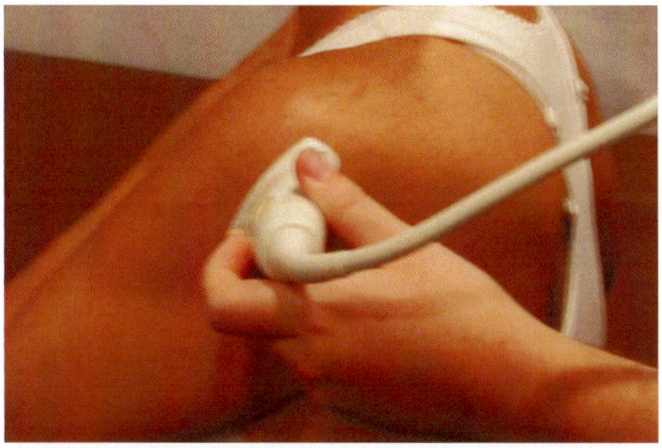

[그림 1] 탐촉자는 Infraspinatus tendon의 아래쪽에 위치하도록 하고 상완골에 평행하도록 길게잡는다.

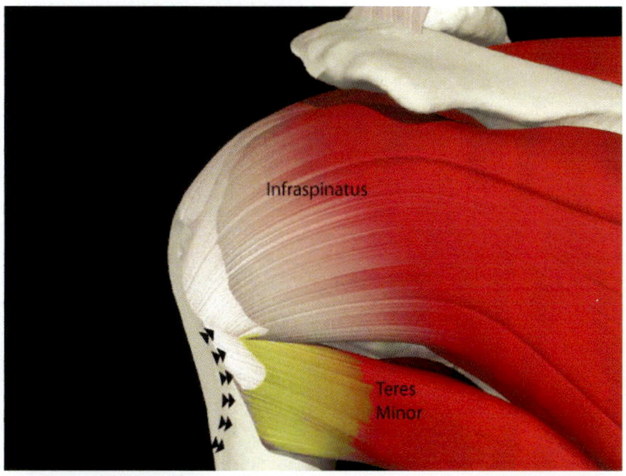

[그림 2] 노란색으로 표시된 부분이 Teres minor tendon으로 상완골과 부착부위는 화살표로 표시하였다.

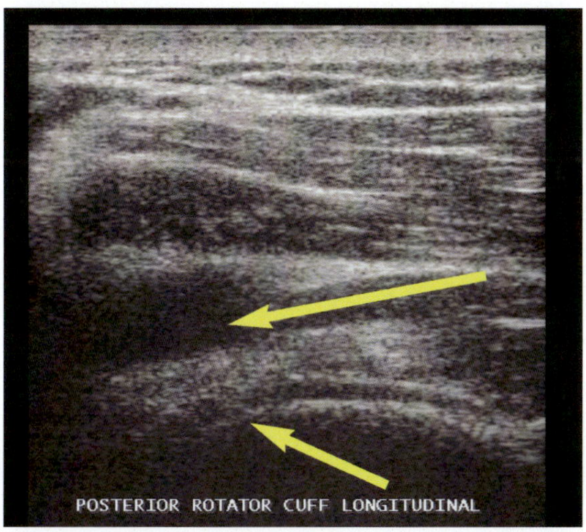

[그림 3] Teres minor tendon의 종축영상. 상완골의 부착 부위인 대결절에 인접해 질수록 tendon의 폭은 감소한다.

1) Teres minor tendon의 횡축영상에서 탐촉자를 90° 돌리면 teres minor tendon의 종축영상을 얻게 된다.

2) Tendon의 proximal part(환자의 medial side)에서 납작한 bird beak가 보이는 인대 부착부위까지 천천히 이동하며 초음파를 시행한다. [그림 3]사진에서 오른쪽에서 왼쪽으로 tendon이 좁아지면서 상완골의 greater tuberosity로 부착되는 모습이 보인다.

Acromio Clavicular(AC) Joint

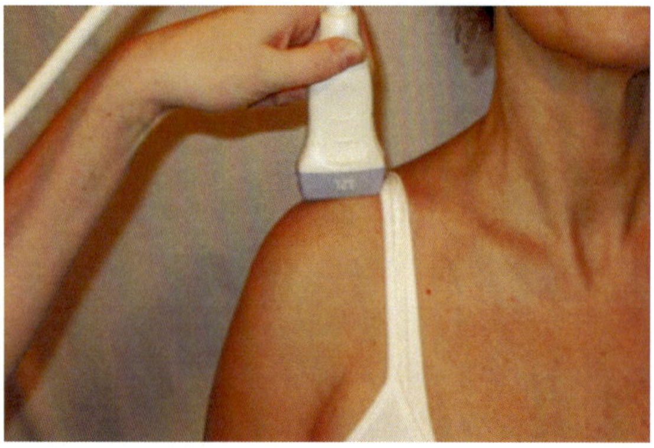

[그림 1] 탐촉자의 위치는 AC joint를 가로지르게 하고 약간 경사를 비스듬하게 주며 횡축으로 길게 잡는다.

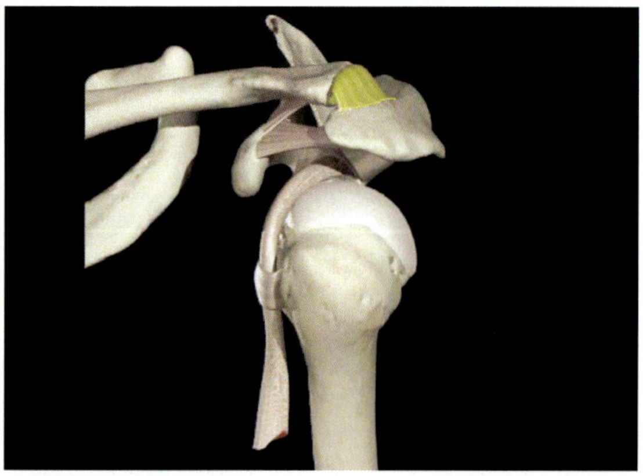

[그림 2] Acromio–clavicular ligament(AC ligament)는 노란색으로 표시되었다.

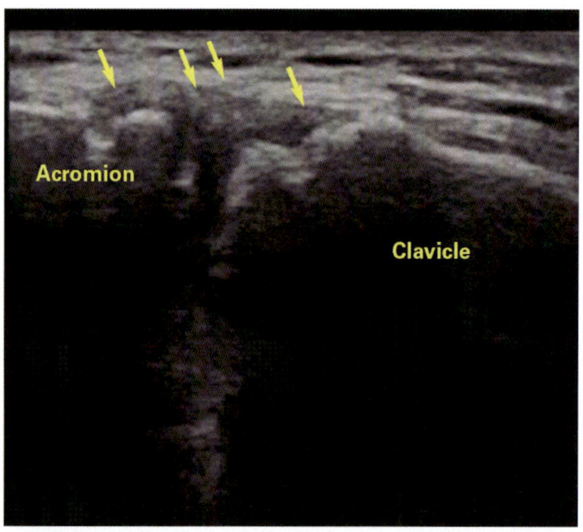

[그림 3] AC joint의 관절면이 뚜렷하게 보이고 AC ligament는 띠 모양처럼 보이고, 부채살처럼 관절 내에 위치한다(화살표).

1) 환자를 앉힌 후, 환자에게 어깨주위에 힘을 빼고 허리를 똑바로 세우고 앉으라고 설명한다.

2) 탐촉자를 쇄골의 가장 외측 부분에 위치시키고, AC joint 위쪽에서 비스듬히 횡축방향으호 잡는다.

3) [그림 3]과 같이 두 개의 분리된 bony cortex를 볼 수 있는데, 왼쪽은 scapular의 acromion이고 오른쪽은 쇄골의 가장 외측 부분이다. 대개 acromion이 쇄골보다 조금 위쪽에 위치하여 보인다.

4) AC joint 관절의 거리를 측정한다. Acromion 과 쇄골의 관절면에 맞닿아 있는 bony cortex 사이 공간의 거리를 측정하면 된다. 이는 AC joint 손상이 의심될 때 (AC separation) 정상 측과 비교하여 joint space가 넓어져 있으면(2배 이상) AC ligament injury 진단하는데 사용할 수 있다.

Shoulder Impingement

실시간으로 영상을 보면서 Dynamic Study하기

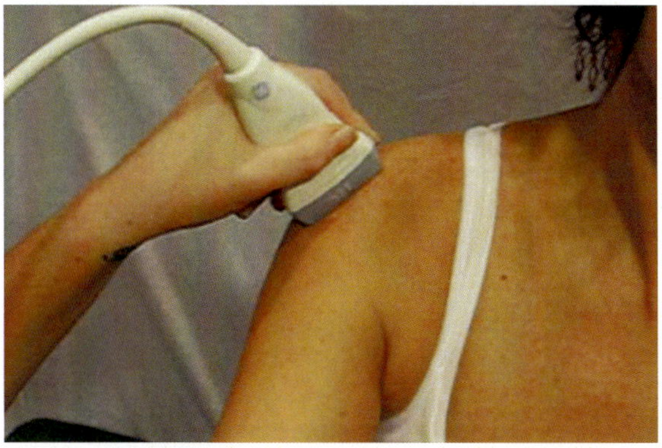

[그림 1] 탐촉자를 종축으로 잡고, Acromion과 상완골이 보이도록 약간 경사지게 위치시킨다.

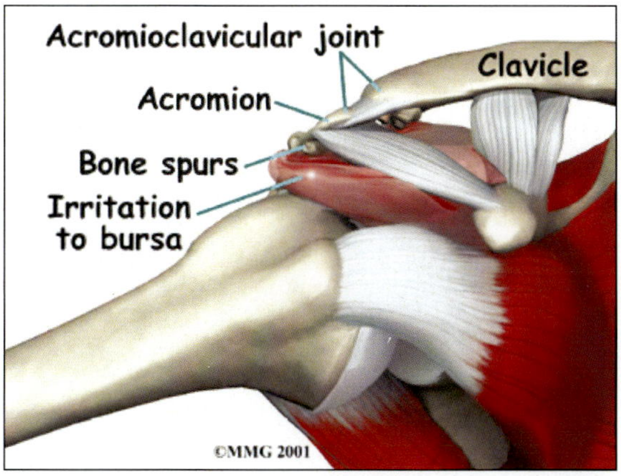

[그림 2] 팔을 flexion, abduction시키면 supraspinatus tendon이 Acromion과 인접하게 된다.

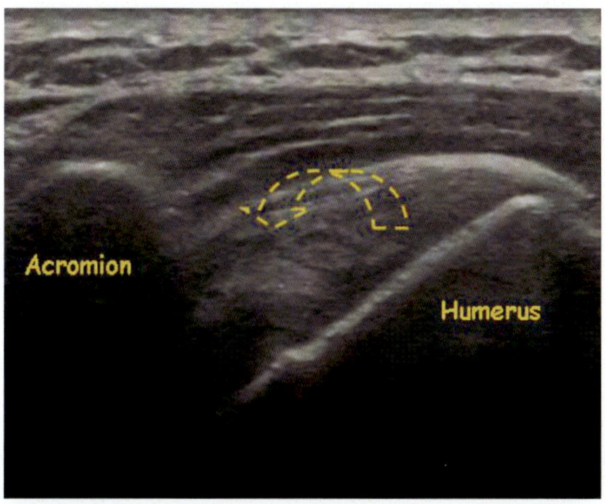

[그림 3] 정상인 경우 초음파 영상에서 부드럽게 Supraspinatus tendon이 acromion 안으로 미끄러지듯이 보인다.

1) Dynamic study는 Shoulder impingement를 진단하는데 필수적이다.

2) 탐촉자를 앉힌 상태에서 wrist는 pronation시키고 elbow는 extension시킨상태에서 impingement 영상의 bony landmark인 acromion과 humeral head의 greater tubercle이 보이도록 탐촉자를 humeral head에 대해 longitudinal-oblique방향으로 잡는다[그림 3].

3) 탐촉자를 환자의 몸에 접촉시킨 채 천천히 팔을 flexion, abduction시킨다.

4) 정상인 경우 초음파 영상에서 부드럽게 Supraspinatus tendon이 acromion 안으로 slide하지만 병적 변화가 있는 경우, 환자의 통증을 동반하며 subdeltoid bursa등의 soft tissue impingement가 보이거나 humeral head의 upward migration이 보인다*.

* Bureau NJ, Beauchamp M, Cardinal E, Brassard P. Dynamic sonography evaluation of shoulder impingement syndrome. AJR Am J Roentgenol 2006; 187:216-220.

Anterior Glenoid Labrum 보기

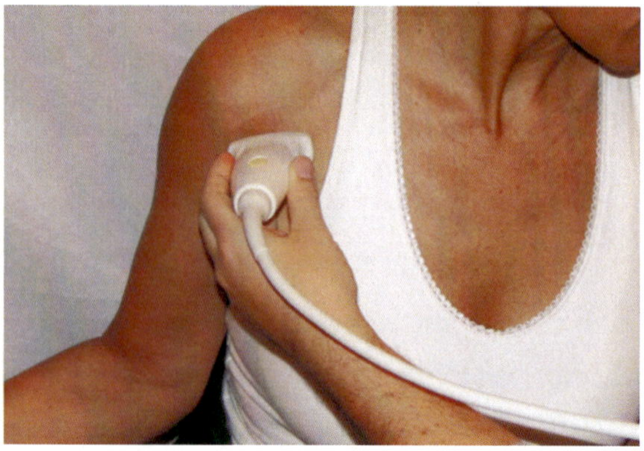

[그림 1] 팔꿈치를 90°로 구부린 다음 외회전시킨다. 탐촉자를 transverse position으로 잡고, 견관절 앞쪽으로 겨드랑이를 향해 아래쪽으로 이동시킨다.

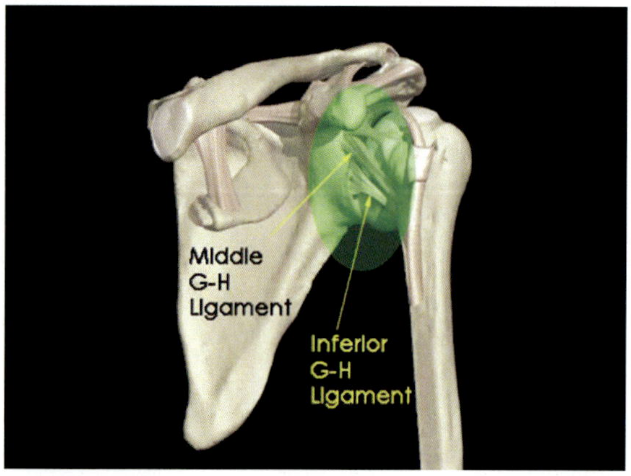

[그림 2] Gleno humeral ligament는 labrum보다 표층에 위치하고 있다.

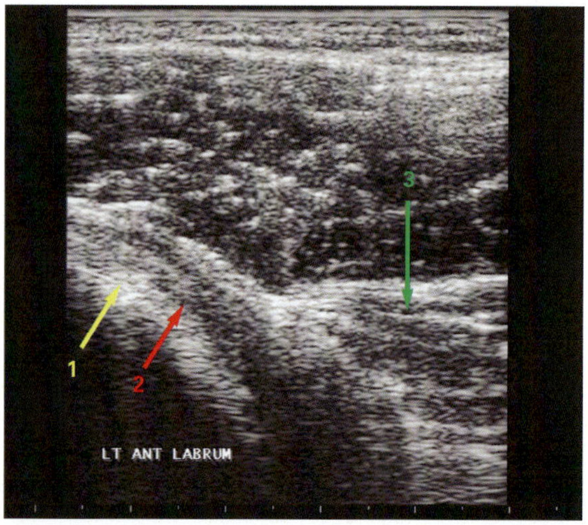

[그림 3] 1) Glenoid labrum과 inferior glenohumeral ligament, 2) glenohumeral joint capsule, 3) subscapularis muscle

1) 환자를 앉히고 팔을 겨드랑이 붙이고 팔꿈치를 90° 로 구부린 다음 외회전시킨다.

2) 탐촉자를 Transverse position으로 잡고, 견관절 앞쪽으로 겨드랑이를 향해 아래쪽으로 이동시킨다.

3) 이때 견관절 내에 humeral head를 확인하고 이를 bony landmark로 잡는다. 이렇게 하면 anterior labrum을 볼 수 있는데, 하지만 Middle 및 inferior glenohumeral ligament와 anterior labrum의 경계가 명확히 구분이 되지 않는 단점이 있다.

4) Anterior instability가 있는 경우 inferior glenohumeral ligament의 laxity 및 disruption가 보인다. 이 때 Bankart' s lesion이 shoulder joint의 anterior-inferior 방향의 labrum의 detachment 소견으로 보인다. 하지만 초음파로 detail한 병적인 labrum의 변화를 보는 데는 제한이 있다.

Posterior Glenoid Labrum 보기

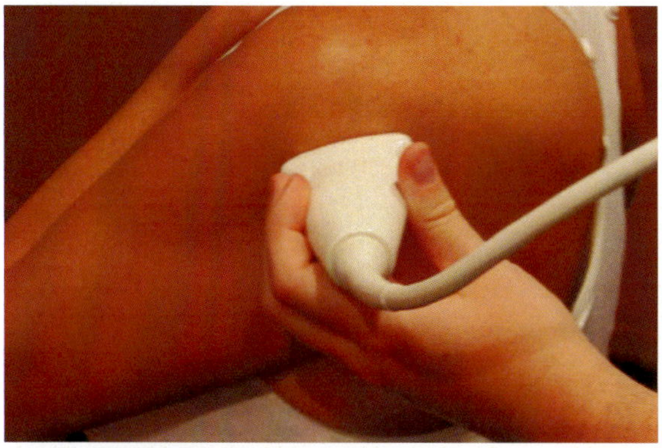

[그림 1] 팔을 완전히 외전과 내회전 시킨다.

1) Posterior glenohumeral joint를 보기 위해서는 환자를 앉힌 상태에서 팔을 완전히 외전과 내회전 시켜야 한다.

2) 사진과 같이 탐촉자를 Transverse orientation으로 잡고 내측과 아래측 방향으로 이동시킨다. Shoulder joint의 가장 위쪽까지 탐촉자가 이동하면 더 이상 glenoid labrum은 보이지 않고 joint capsule만 보이게 된다.

3) 상하로 탐촉자의 각도를 조절하면 labrum의 peripheral margin을 볼 수 있다.

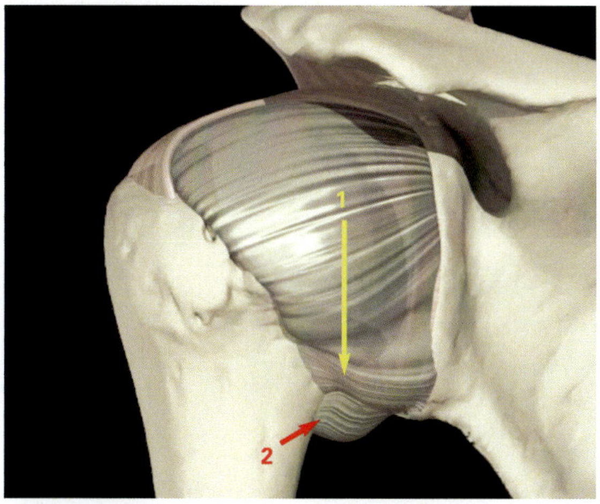

[그림 2] 1) Inferior glenohumeral ligament, 2) Gleno humeral ligament의 axillary pouch

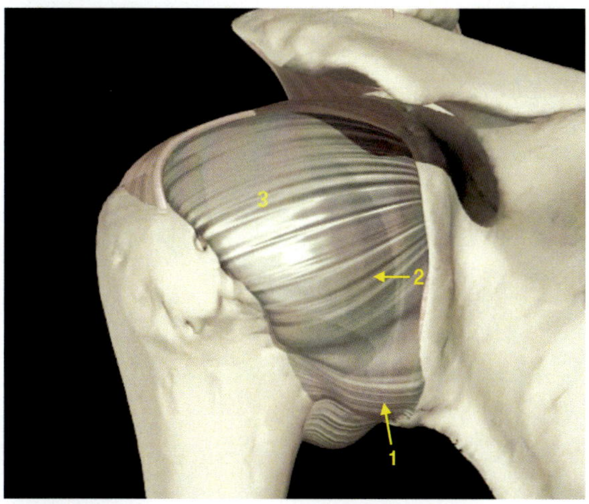

[그림 3] Inferior glenohumeral ligament(IGH) (1)는 joint capsule (2)보다 상대적으로 위쪽에 위치하고 있다.

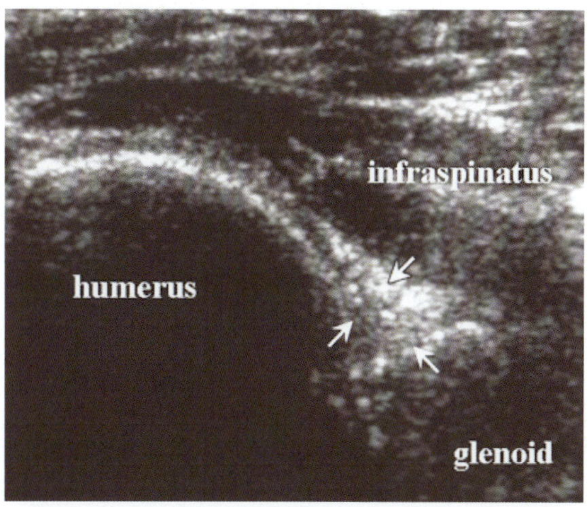

[그림 3] 고에코로 보이는 Posterior glenoid labrum가 보인다(화살표).

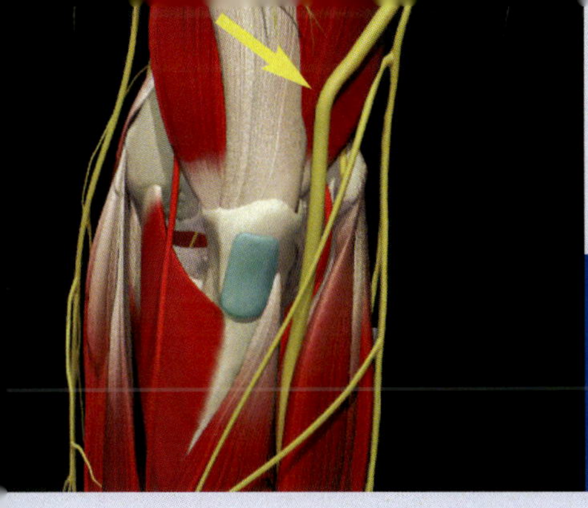

The Elbow

- Elbow Joint 초음파 영상 보기(Anterior Transverse Elbow)
- Distal Biceps Tendon Transverse 영상 얻기
- Distal Biceps Tendon Longitudinal View 얻기(Radial Tuberosity 부착부위)
- Anterior Elbow : Brachialis Tendon Longitudinal Scan얻기
- Lateral Epicondyle Longitudinal Scan 얻기
- Elbow Joint Posterior Longitudinal View 얻기
- Elbow Posterior Transverse View 얻기
- Medial Epicondyle Longitudinal Scan 얻기
- Elbow Joint Level에서 Ulnar Nerve의 단면적 측정하기
- Ulnar Nerve Subluxtion을 진단하기 위한 Dynamic Study

Elbow Joint 초음파 영상 보기 (Anterior Transverse Elbow)

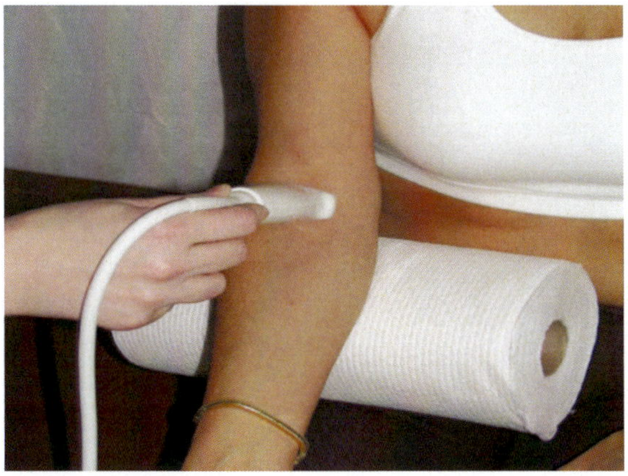

[그림 1] 환자의 Elbow joint를 신전시킨 상태에서 횡축으로 탐촉자를 위치시킨다.

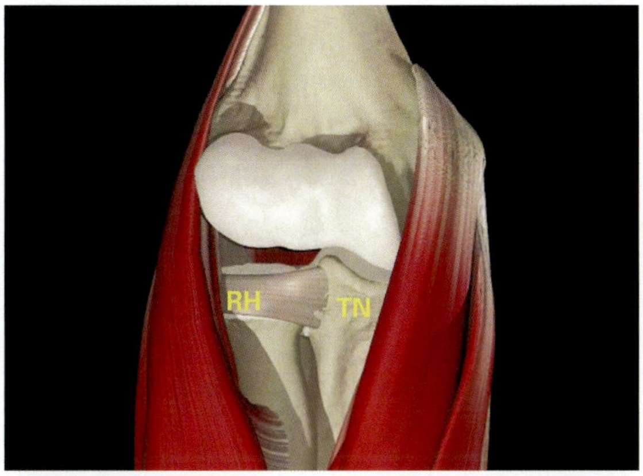

[그림 2] Radio-ulnar joint

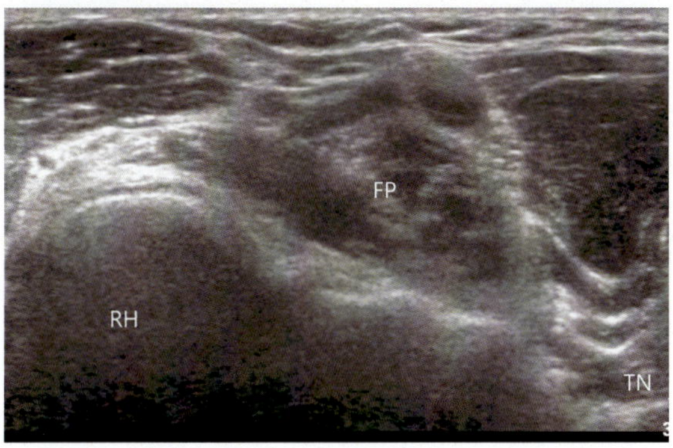

[그림 3] RH : Radial head, TN : Trochlear notch, FP : Anterior fat pad

1) 탐촉자를 옆으로 길게 잡고 Antecubital fossa level 또는 약간 아래쪽으로 위치시킨다.

2) 이렇게 하면 radio-ulnar joint가 보이게 된다[그림 3]. 사진에서 왼쪽 아래쪽에서 보이는 반달 모양의 고에코로 보이는 구조물은 radial head이다. 아래쪽으로 concave하게 보이는 고에코의 구조물은 trochlear notch이고 그림의 오른쪽 아래 쪽에서 보인다. Radial head의 위쪽과 왼쪽으로 forearm의 extensor muscle 보이고 그림의 오른쪽으로는 forearm의 flexor muscle이 보인다.

3) 그림에서 radial head와 trochlear notch 사이의 위쪽에 보이는 저에코로 보이는 Anterior fat pad는 주위 근육 조직으로 둘러싸여져 있어 보인다. Joint effusion이 있거나 hemarthrosis가 있으면 이 구조물은 위쪽으로 이동하게 되며, 단순촬영 사진에서도 관찰할 수 있다. 따라서 이러한 병변이 보이면 elbow joint 내부의 병적인 변화가 있음을 알려주는 간접적인 사인으로 이용할 수 있다.

Distal Biceps Tendon Transverse 영상 얻기

1) 이전의 Anterior elbow 영상을 얻을 때와 같은 위치로 탐촉자를 잡는다.

2) Biceps tendon을 찾기 위해서는, 먼저 탐촉자를 antecubital fossa 내측으로 이동시켜 박동하고 있는 brachial artery를 확인한다. 이 동맥의 바로 옆에 있는 median nerve도 관찰할 수 있고, [그림 2]에 화살표로 표시된 brachial artery 옆에 보이는 diamond 아래쪽에 구조물이 median nerve이다.

3) 이 위치에서 탐촉자를 antecubital fossa의 중앙선을 넘어 외측으로 이동시키면, biceps tendon이 화면 중앙에 보이게 되고, brachialis muscle이 이 tendon 아래쪽으로 보이게 된다. Biceps tendon은 저에코의 background에 고에코의 tendon fibrillar pattern으로 보인다.

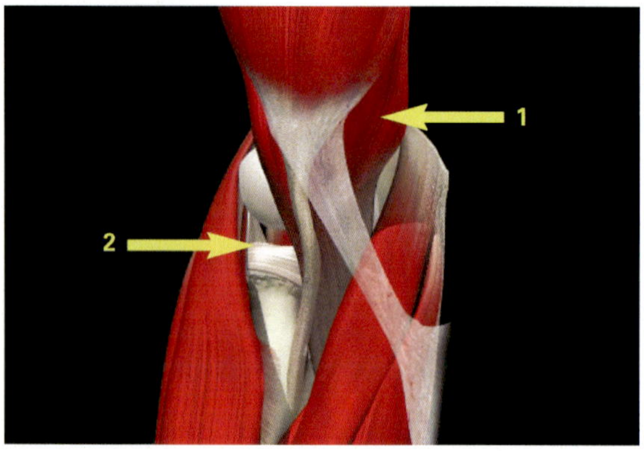

[그림 1] Brachialis muscle은 biceps tendon의 아래쪽에 위치한다.

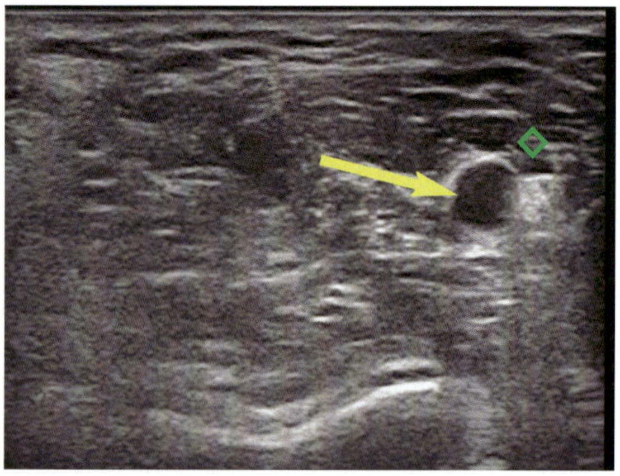

[그림 2] 탐촉자를 Antecubital fossa 내측으로 이동시키면 박동하고 있는 brachial artery를 확인할 수 있다.

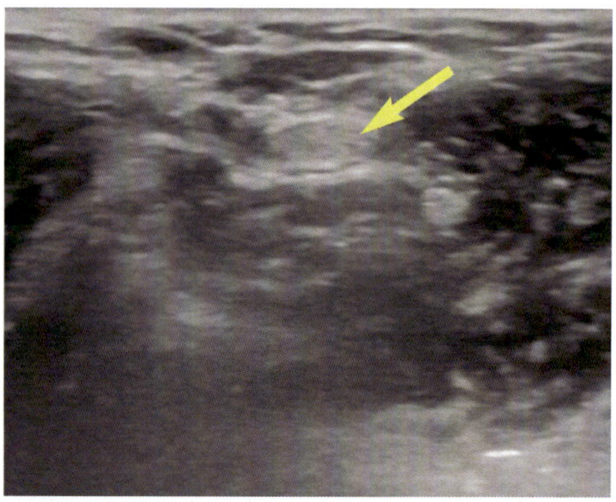

[그림 3] 탐촉자를 Antecubital fossa의 중앙선을 넘어 외측으로 이동시키면, biceps tendon이 타원형의 고에코의 tendon fibrillar pattern으로 보인다.

Distal Biceps Tendon Longitudinal View 얻기 (Radial Tuberosity 부착부위)

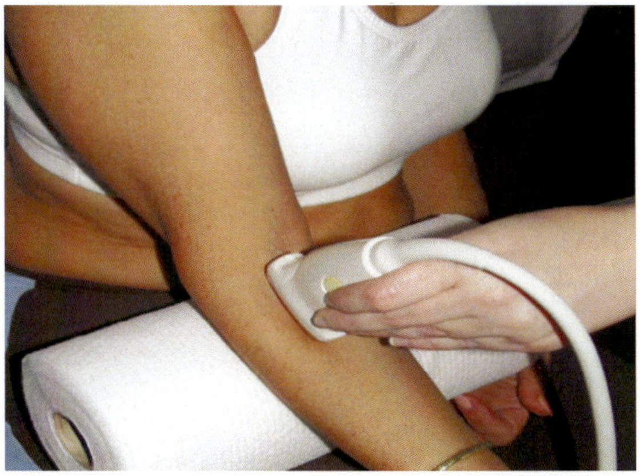

[그림 1] Antecubital fossa midline으로 longitudinal orientation으로 탐촉자를 잡고 약간 외측방향으로 경사지게 탐촉자를 기울인다.

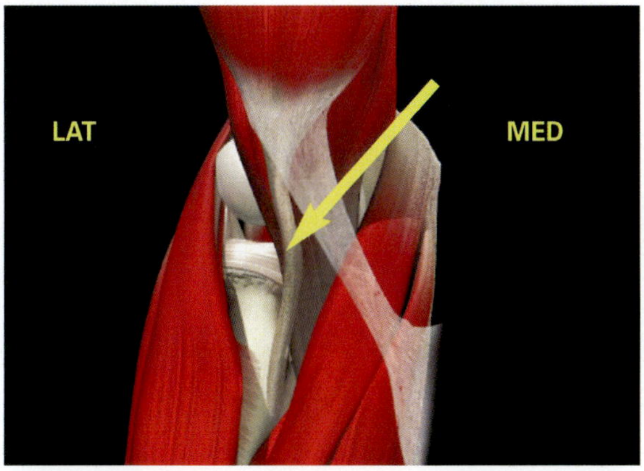

[그림 2] 해부학적 모식도를 참고하면 약간 외측 방향으로 탐촉자의 각도를 틀면, bicpes tendon을 볼 수 있는 이유를 알 수 있다.

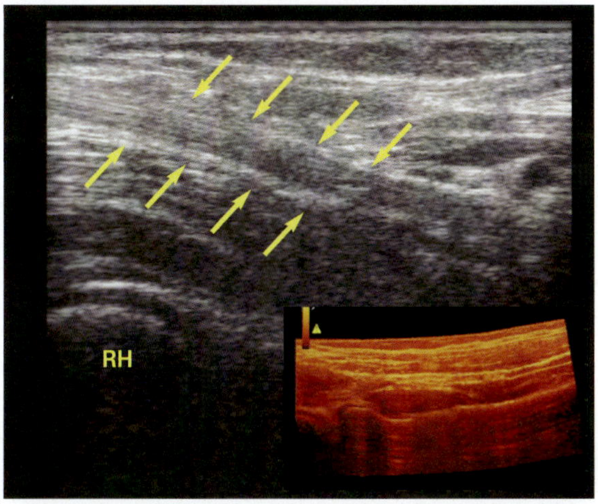

[그림 3] 고에코의 치밀한 fibrillar tendon은 radial head의 radial tuberosity에 부착하게 된다.

1) Biceps tendon을 좀 더 정확히 평가하기 위해서는 longitudinal scan이 필요한데, 환자의 elbow joint를 완전히 편 상태에서 탐촉자를[그림 1]과 같이 forearm과 평행한 방향으로 길게 잡고, angle beam의 각도를 약간 외측으로 틀어준다. 이 때 biceps tendon내측에 있는 brachialis tendon과 혼돈하지 않도록 주의한다.

2) 비스듬히 주행하는 biceps tendon을 scan하는 것은 쉬운 일이 아니지만, 탐촉자에 압력을 주어 아래쪽으로 누른 상태에서, heel toe 방법을 사용하여 radial tuberosity로 가는 biceps tendon의 영상을 얻는 데 도움이 될 수 있다.

Anterior Elbow : Brachialis Tendon Longitudinal Scan얻기

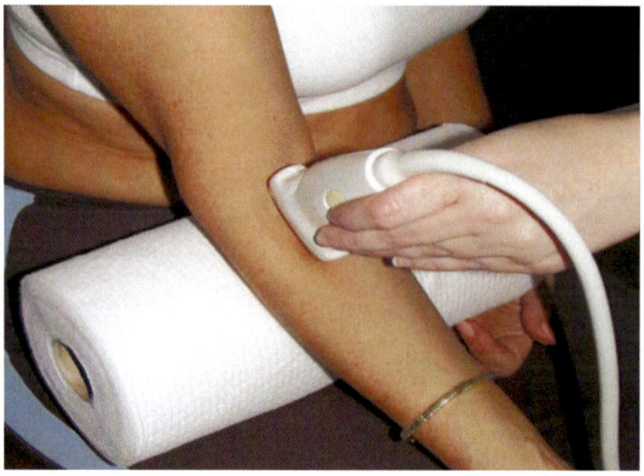

[그림 1] Elbow joint를 완전히 편 상태에서 Antecubital fossa midline으로 Longitudinal orientation으로 탐촉자를 잡고 약간 내측방향으로 각도를 준다.

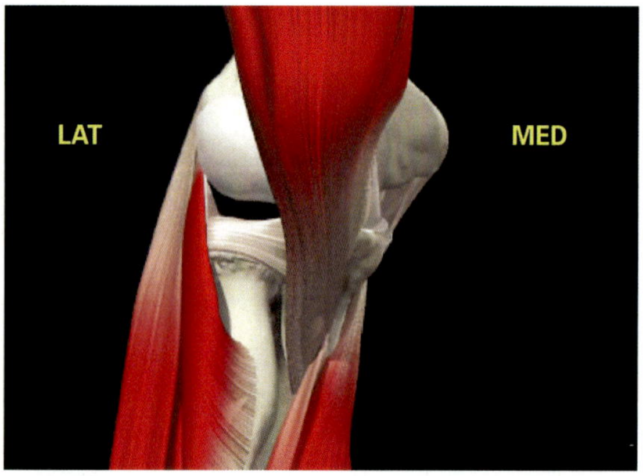

[그림 2] 해부학적 모식도를 참고하면 약간 내측 방향으로 탐촉자의 각도를 틀면, Brachialis tendon을 볼 수 있는 이유를 알 수 있다.

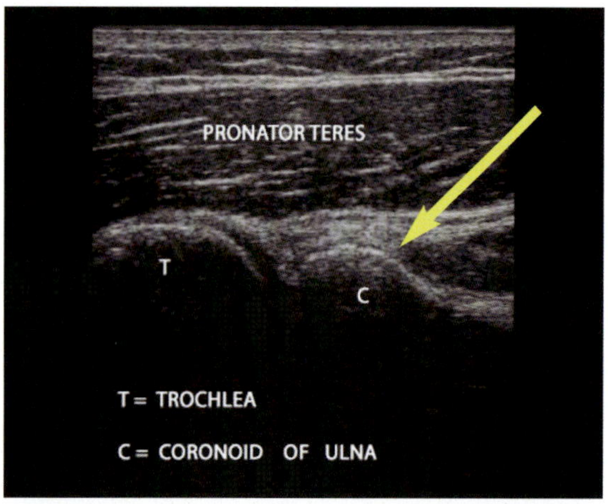

[그림 3] Trochlear는 관절의 위쪽에 위치하고 coronoid는 관절에 아래쪽에서 보인다. Brachialis tendon은 pronator teres 아래쪽에서 보인다.

1) Biceps tendon 영상을 얻을 때와 같이 환자의 elbow joint를 완전히 편 상태에서 Antecubital fossa midline으로 longitudinal orientation으로 탐촉자를 잡고 약간 내측 방향으로 탐촉자의 각도를 틀면, brachilais tendon을 볼 수 있다. Biceps tendon과 혼동하지 않도록 주의한다.

2) 위와 같이 하면 trochlea와 Coronoid process 등의 두 개의 bony landmark를 확인할 수 있다.

3) [그림 3]에서 보이는 것과 같이, 초음파영상을 통해 brachialis tendon이 coronoid process의 앞쪽에 부착하는 것을 볼 수 있다.

Lateral Epicondyle Longitudinal Scan 얻기

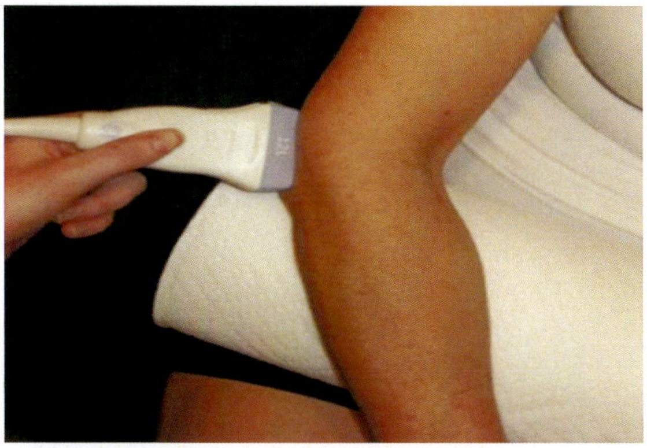

[그림 1] 탐촉자를 forearm의 장축 방향으로 잡고 elbow joint의 외측 부위에 위치시킨다.

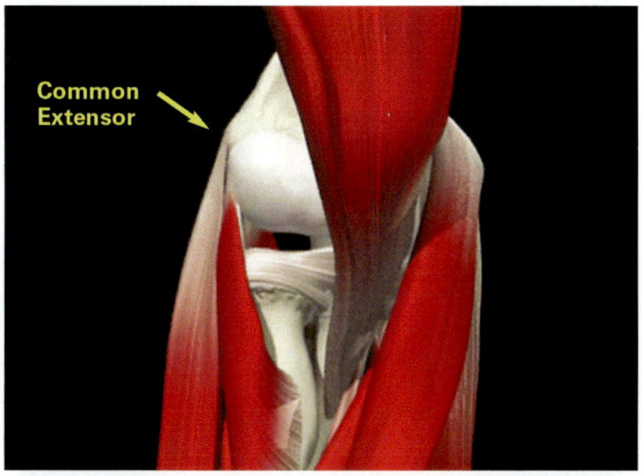

[그림 2] common extensor tendon는 capitulum의 위쪽에 부착한다.

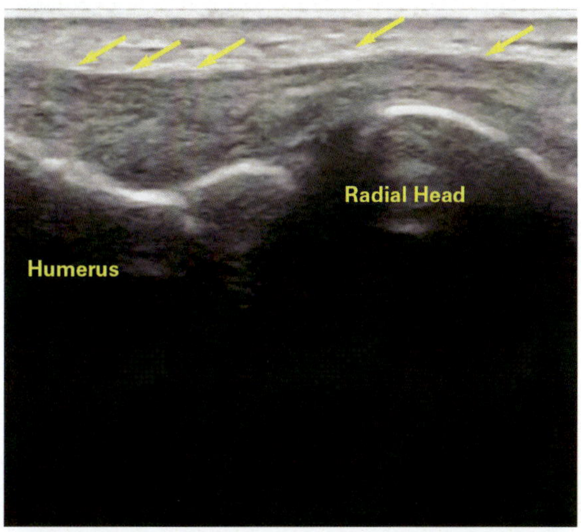

[그림 3] Common extensor tendon는 capitulum의 위쪽에서부터 폭이 감소하며 capitulum에 부착한다.

1) 환자를 앉히고 elbow joint를 약간 구부린 채 환자의 허벅지와 elbow joint사이에 베게나 쿠션을 받힌다. [그림 1]과 같이 탐촉자를 forearm의 길이 방향으로 잡고 elbow joint의 외측 부위에 위치시킨다. 이때 bony landmark는 capitulum과 radial head이다.

2) Lateral epicondyle과 capitulum 바로 위쪽으로는 common extensor tendon이 부착한다. 초음파 영상에서는 tendon과 연결되어 있는 extensor radialis brevis, longus등 원위부의 extensor muscle proper를 볼 수 있다.

Elbow Joint Posterior Longitudinal View 얻기

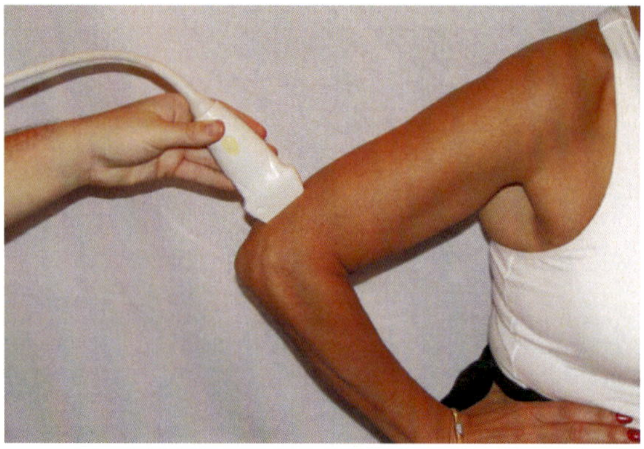

[그림 1] 탐촉자를 그림 처럼 상완골의 주행방향과 평행하게 잡고 게다리 모양의 구부러진 팔꿈치관절자세를 취하게 한다.

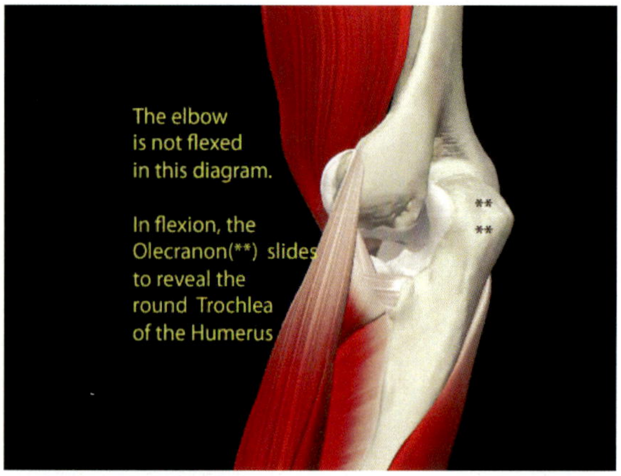

[그림 2] Triceps tendon은 제거한 모식도이다.

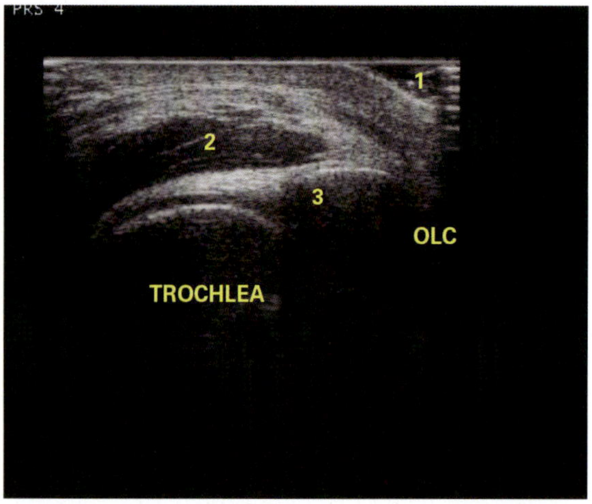

[그림 3] Trochlea는 관절 위쪽에 보이고 olecranon은 아래쪽에 보인다. 1) Superficial triceps tendon, 2) triceps muscle, 3) Posterior joint capusule

1) 환자를 검사자와 돌아앉게 한 후 [그림 1]과 같이 팔을 외전과 신전시키고 팔꿈치를 구부리게 하고 환자의 손을 고관절 부위에 얹게 하면 게다리 모양의 구부러진 팔꿈치 관절자세를 안정되게 취할 수 있게 된다.

2) 탐촉자를 elbow joint 뒤쪽에 위치 시키고, 상완골의 주행방향과 평행하게 잡는다.

3) [그림 3]에서 보이는 것 같이 trochlea는 둥근 모양 보이는 bony landmark이다. Posterior joint capsule은 고에코의 띠 모양으로 보이고 trochlea의 가장 위쪽 부분과 연결되어 보이며 olecranon에 부착된다. Triceps brachii muscle에 joint capsule 상방에서 관찰된다.

4) 저에코로 보이는 Triceps brachii muscle에서 원위부로 내려가면 균질한 고에코 band 처럼 보이는 tendon portion으로 바뀌고 결국 olecranon에 부착하는 것을 볼 수 있다.

Elbow Posterior Transverse View 얻기

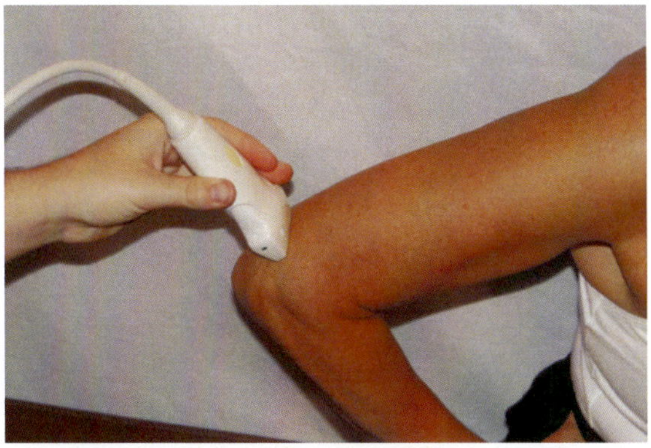

[그림 1] 탐촉자를 그림 처럼 상완골의 주행방향과 직각 방향으로 잡고 게다리 모양의 구부러진 팔꿈치관절자세를 취하게 한다.

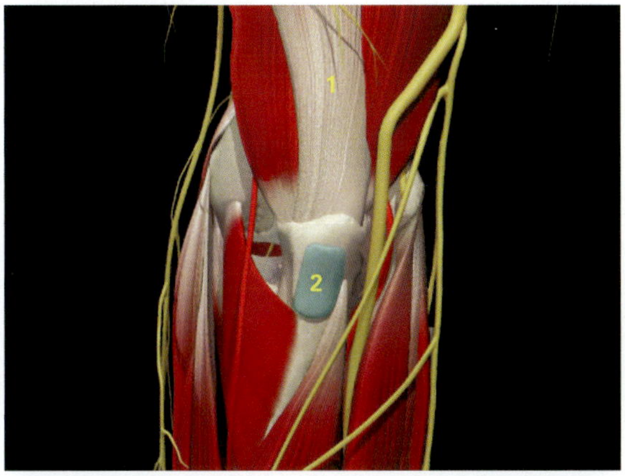

[그림 2] Triceps tendon(1)이 muscle portion보다 표층에 위치하고 있다. Olecronon bursa(2)는 관절을 구부리면 아래쪽으로 이동하게 된다.

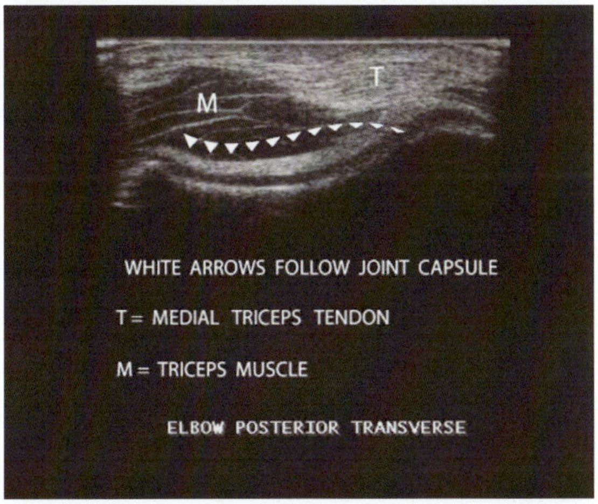

[그림 3] 고에코의 joint capusule을 따라가게 되면 joint margin에 볼 수 있게 된다. 만약 관절내 삼출액이 있으면 joint capule이 관절 앞쪽으로 이동하게 된다.

1) Longitudinal scan에서와 같은 자세를 유지한다.

2) Linear echogenic structure로 보이는 fibrous posterior joint capsule의 margin이 주위 구조물과 명확하게 구분되는지 확인한다. Triceps brachii muscle이 joint capsule 위쪽에 보인다. [그림 3]에서 Triceps tendon의 내측 부위는 triceps muscle의 위쪽과 오른쪽에서 관찰된다.

Medial Epicondyle Longitudinal Scan 얻기

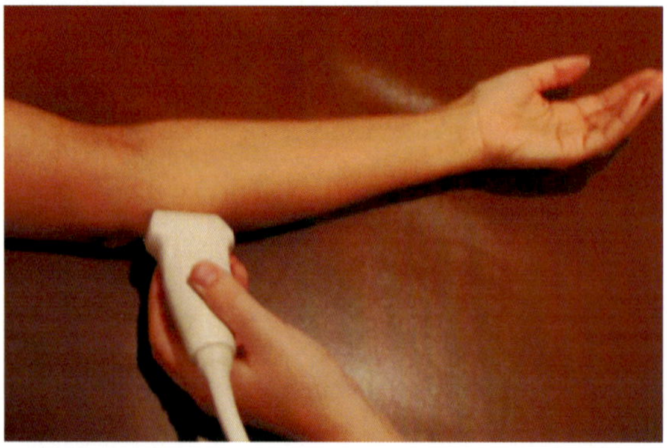

[그림 1] Elbow joint를 완전히 펴고 손목 관절을 supination시킨 상태에서 검사를 시행한다

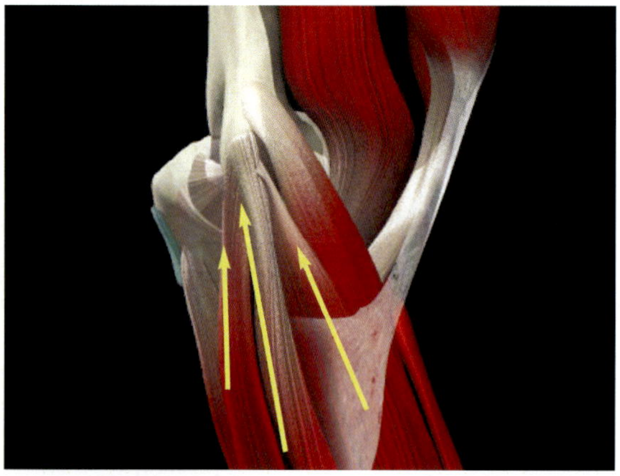

[그림 2] Pronator teres muscle은 trochlea와 common flexor tendon를 위에서 덮고 있는 모양으로 보인다(화살표).

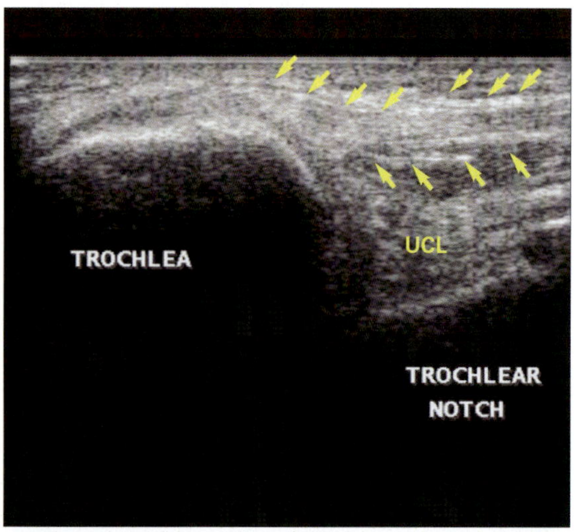

[그림 3] Common flexor tendon과 superficialis tendon은 medial epicondyle 부위에서 합쳐져서 부착하게 된다.

1) Elbow joint를 완전히 펴고 손목관절을 supination시킨 상태에서 검사를 시행한다. 환자에게는 손바닥을 하늘로 향하게 하라고 부탁한다.

2) 탐촉자를 forearm과 평행하게 longitudinal plane으로 잡고 elbow joint의 medial side에 위치시키면, ulnohumeral joint가 보이게 된다. [그림 2, 3]에서 보이는 bony landmark는 trochlear notch이고 바로 trochlear notch 원위부로 round한 trochear body를 확인할 수 있다. Pronator teres muscle은 trochlea와 common flexor tendon를 위에서 덮고 있는 모양으로 보인다.

Elbow Joint Level에서 Ulnar Nerve의 단면적 측정하기

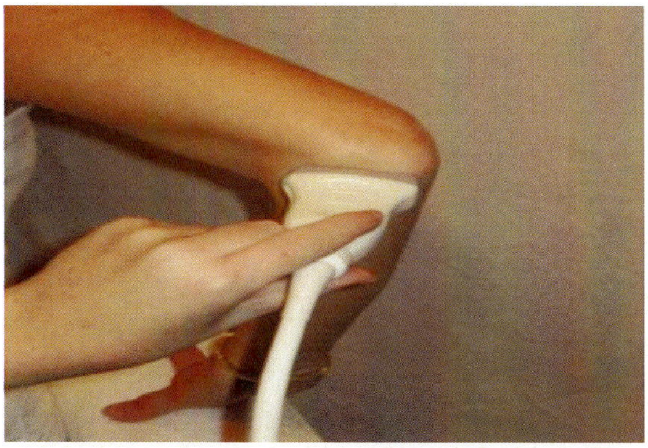

[그림 1] 환자에게 게다리 모양의 팔자세를 취하게 한다.

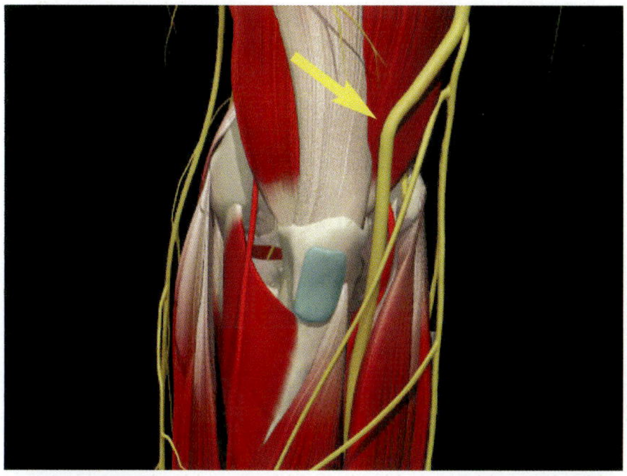

[그림 2] Medial epicondyle과 olecranon 사이에 보이는 cubital tunnel 내부의 ulnar nerve가 보인다(화살표).

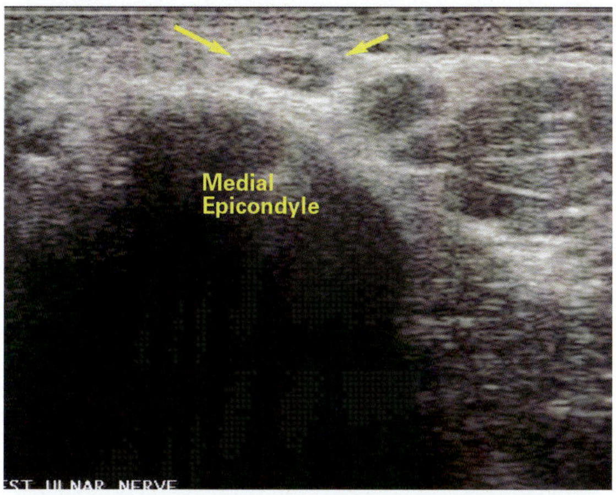

[그림 3] Medial epicondyle 바로 위쪽에 위치한 ulnar nerve(화살표)는 저에코로 보이는 타원형의 구조물로 보이며 자세히 보면 신경내부는 경계가 명확한 저에코의 foci들로 구성되어 있다. Ulnar nerve 바로 옆에 위치한 저에코의 구조물은 flexor carpi ulnaris muscle이다.

1) Elbow joint posterior view을 얻을 때 처럼 환자에게 게다리 모양의 팔자세를 취하게 한다.

2) Ulnar groove를 가로질러 탐촉자를 위치시킨다[그림 1, 3]. 영상의 왼쪽으로 보이는 medial epicondyle의 bony cortex를 bony landmark로 잡는다.

3) Medial epicondyle과 olecranon 사이에 보이는 cubital tunnel 내부의 ulnar nerve를 관찰한다. 저에코로 보이는 타원형의 구조물로 보이며 자세히 보면 신경내부는 경계가 명확한 저에코의 foci들로 구성되어 있음을 알 수 있다. 다시 말해서 이러한 정상적인 Internal structure가 보이지 않는다면 신경내부에 병적인 변화가 생겼다는 것을 의미한다. Ulnar nerve 바로 옆에 위치한 저에코의 구조물은 flexor carpi ulnaris muscle이다.

4) Ulnar nerve의 단면적은 7.5에서 9mm정도가 정상범위이지만 증상이 없는 반대편과 비교하여 ulnar nerve 단면적이 차이가 없는 것을 확인하는 것이 실제적으로 임상에서 널리 쓰이는 방법이다. 만약 swelling이라고 불릴 정도로 국소적으로 ulnar nerve의 단면적이 증가했다면 이는 entrapment를 강하게 시사하는 소견이다.

Ulnar Nerve Subluxtion을 진단하기 위한 Dynamic Study

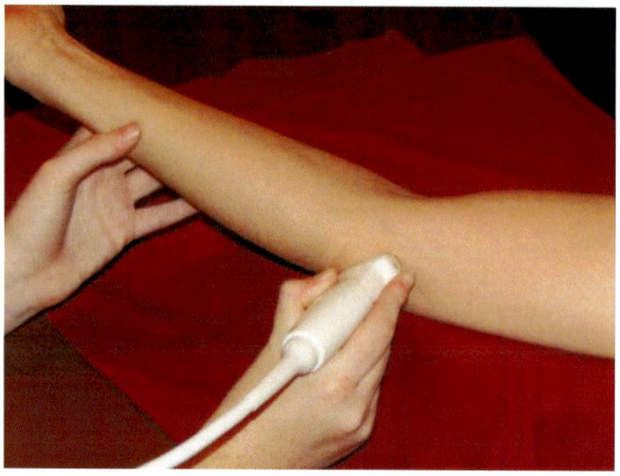

[그림 1] 환자에게 Elbow joint를 완전히 펴게 한 후, 탐촉자를 cubital tunnel를 가로질러서 condyle 아래쪽에 위치시킨다.

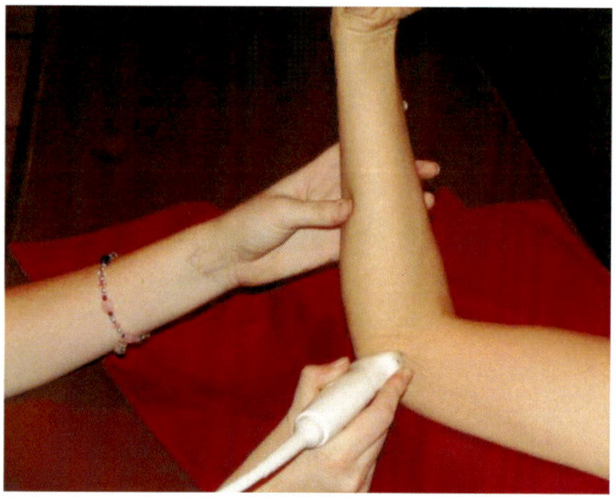

[그림 2] 검사자는 환자의 Elbow joint에 탐촉자를 밀착시킨 채로 elbow joint를 천천히 구부리게 한다.

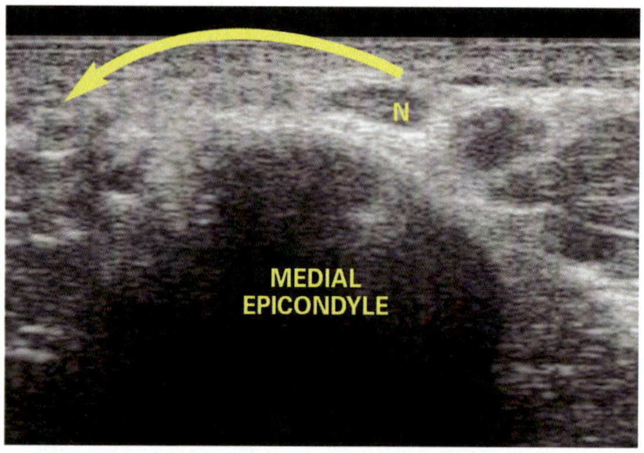

[그림 3] Elbow joint를 구부릴 때 ulnar nerve가 medial epicondyle 위쪽 너머로 전위여부를 확인한다.

1) 환자에게 Elbow joint를 완전히 펴게 한 후, 탐촉자를 cubital tunnel를 가로질러서 condyle 아래쪽에 위치시킨다. Medial epicondyle의 cortical outline을 bony landmark로 잡는다.

2) Cubital tunnel 내부에 보이는 ovoid 모양의 ulnar nerve가 주변 subcutaneous fat tissue와 명확히 구분되는지 확인하고, ulnar nerve 내부에 보이는 dot like internal structure를 확인한다.

3) 검사자는 환자의 Elbow joint에 탐촉자를 밀착시킨 채로 천천히 구부리며 ulnar nerve가 medial epicondyle 위쪽 너머로 빠져나가는지 확인한다.

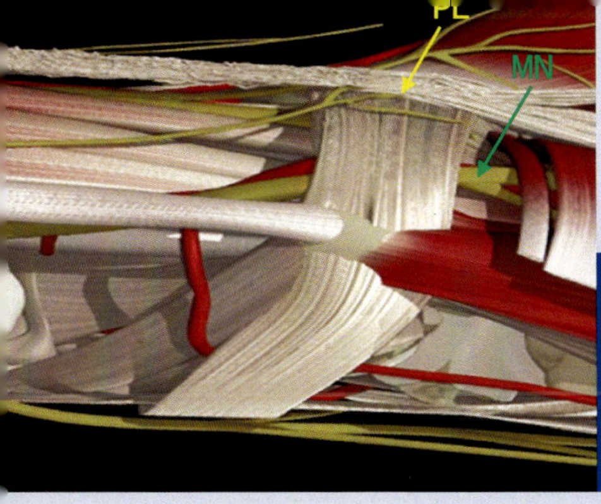

The Wrist & Hand

- Palmar Transverse View 얻기
- Median Nerve 단면적 측정하기
- Median Nerve Longitudinal Plane으로 얻기
- Dorsal Wrist의 Transverse 영상 얻기
- Dorsal Wrist의 Longitudinal 영상 얻기
- Dorsal Metacarpal – Phalangeal Longitudinal MCP Joints
- Palmar Metacarpal – Phalangeal Transverse A1 Pulley
- Thenar Longitudinal Views– Radial Side
- 1st Carpal Metacarpal Joint 종축 스캔
- Thenar Longitudinal Views Ulnar Collateral Ligaments Game Keeper's/ Skier's Thumb
- Triangular Fibrocartilage Complex(TFCC)

Palmar Transverse View 얻기

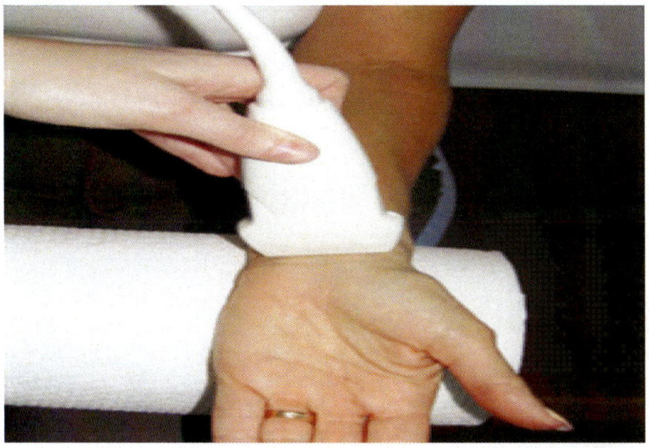

[그림 1] 베게나 쿠션을 이용해서 손목관절을 받치게 하고 손바닥을 하늘로 한 채 환자의 손목을 중립자세로 위치시킨다.

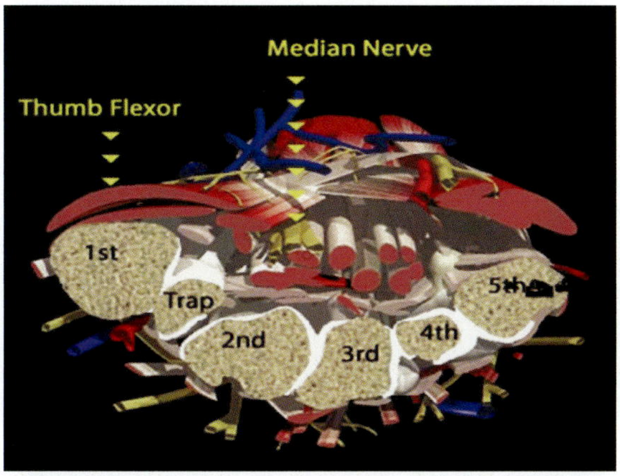

[그림 2] Median nerve는 2번째, 3번째 중족골 위쪽의 flexor pollicis longus(FPL) tendon 상방에 위치한다.

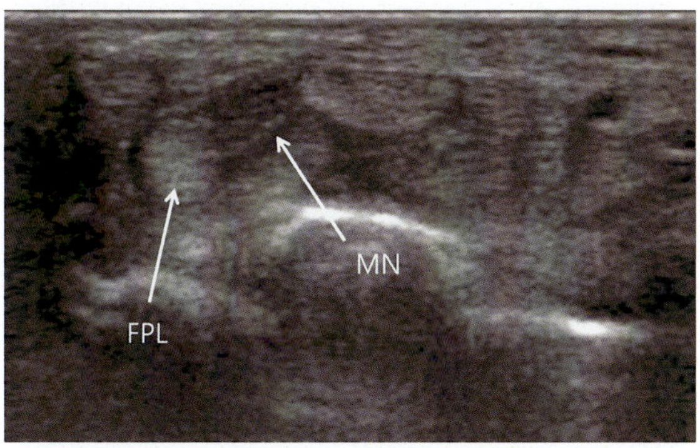

[그림 3] 천천히 엄지손가락을 구부리게 하면 median nerve는 확연히 FPL과 구분되어 보이고 우상방에 위치하고 있음을 확인할 수 있고, 내부에 고에코의 섬유성 다발을 볼 수 있다.

1) 손바닥을 하늘로 한 채 환자의 손목을 중립자세로 위치시킨다. 베게나 쿠션을 이용해서 손목관절을 받치게 하여 환자로 하여금 손목을 이완시키게 한다.

2) [그림 1]에서 보이는 것처럼, 탐촉자를 Flexor retinaculum level에서 transverse plane으로 잡는다. Median nerve가 눌리지 않도록 되도록 가볍게 탐촉자를 손목에 올려 놓는다는 느낌으로 초음파를 시행한다.

3) Flexor tendon은 모두 compartment 내에 위치하여 있고, 비교적 고에코로 타원형으로 보인다. Median nerves는 tendon과 달리 고에코로는 보이지 않고 elbow joint에서 ulnar nerve와 마찬가지로 fat tissue background에 nerve bundle이 빽빽히 차있는 모양으로 보인다.

4) Median nerve는 flexor pollicis longus(FPL) tendon 위쪽에 위치하지만 위에서 설명했듯이 nerve와 tendon의 internal structure가 다르게 보이기 때문에 쉽게 구별이 가능하다.

5) 천천히 엄지손가락을 구부리게 하고, Flexor tendon의 움직임을 관찰해 보면, Median nerve는 확연히 FPL과 구분되어 보이고 우상방에 위치하고 있음을 확인할 수 있다. 정상적인 median nerve는 가로가 긴 타원형으로 보인다.

Median Nerve 단면적 측정하기

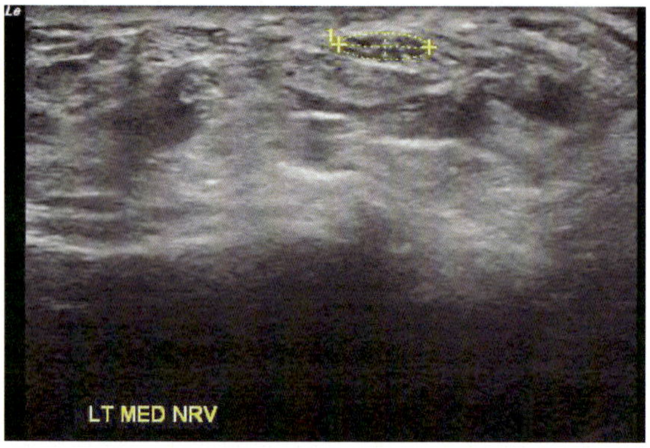

[그림 1] 가로로 납작한 타원형을 가지고 특징적인 Internal structure를 보이는 median nerve를 확인한다.

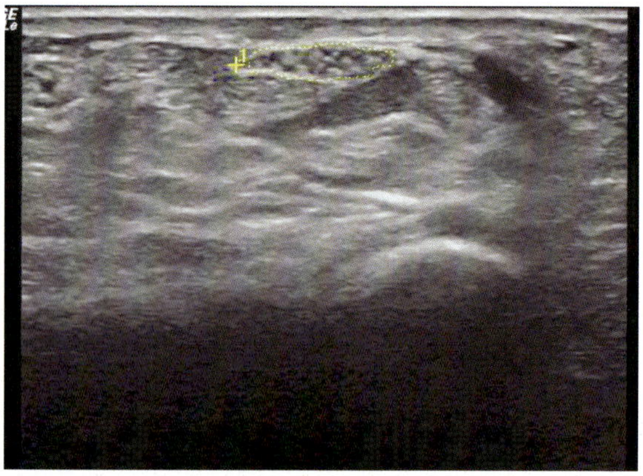

[그림 2] Median nerve의 단면적을 측정한다.

1) 가로로 납작한 타원형을 가지고 특징적인 Internal structure를 보이는 median nerve를 FPL 우상방에서 확인한다.

2) 대부분의 초음파 장비회사들은 어떤 구조물의 단면적을 측정하기 위해 'ellips' 또는 'trace' method를 제공하고 있다.

3) 현재까지 받아들여지고 있는 정상범위는 다음과 같다.

Normal(male) : 7–9㎜

Normal(female) : 4–7㎜

Abnormal(male/female) : greater than 10–12㎟

Median Nerve Longitudinal Plane으로 얻기

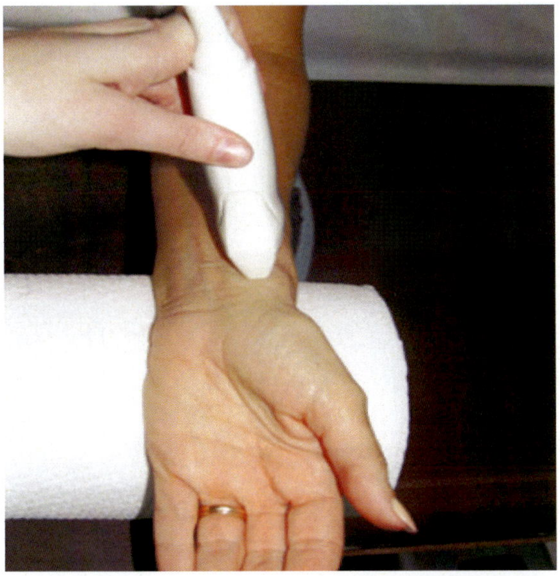

[그림 1] 탐촉자를 손목관절의 직각방향으로 Longitudinal plane으로 잡고 손목관절의 midline보다 약간 radial side로 치우치게 위치시킨다.

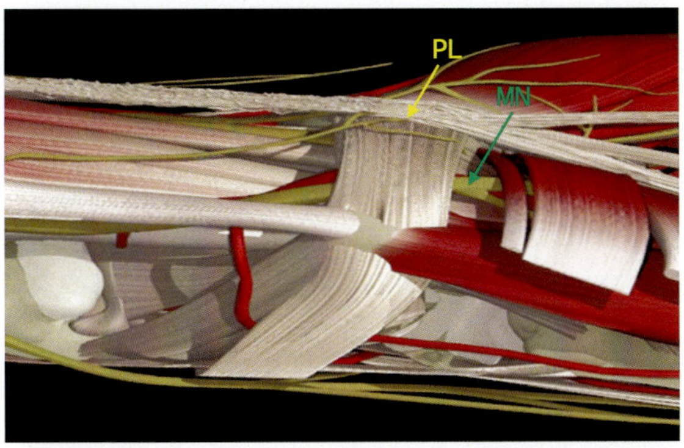

[그림 2] Palmaris longus tendon(PL)은 median nerve(MN)보다 위쪽에 위치한다.

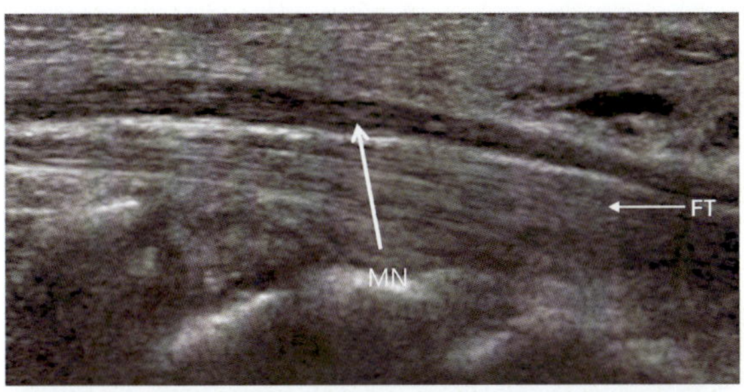

[그림 3] Flexor tendon(FT)은 환자의 손목을 구부리면 다른 조직과 엇갈리며 움직이는 sliding motion을 느낄 수 있는 것과 달리 Median neve는 sliding motion이 보이지 않는다.

1) 탐촉자를 손목관절의 직각방향으로 Longitudinal plane으로 잡고 손목관절의 midline보다 약간 radial side로 치우치게 위치시킨다.

2) Palmaris longus tendon은 median nerve보다 위쪽에 위치한다. [그림 2, 3]에서 보이듯이 wrist joint의 longitudinal scan에서 맨 위쪽에 median nerve가 보이고 아래쪽에는 superficial flexor tendon이 위치하고, 그 아래쪽에는 deep flexor tendon이 저에코로 보인다.

3) Scan tip : 초음파 촬영할 때 dynamic US imaging을 시행할 수 있는데, 실시간으로 환자의 특정한 동작을 취하게 할 때 특정한 tendon이 움직이는 것을 볼 수 있는데 이는 다른 영상장비에서는 얻지 못하는 장점으로, 병변의 localization에 상당한 도움을 준다. Flexor tendon은 환자의 손목을 구부리면 다른 조직과 엇갈리며 움직이는 sliding motion을 느낄 수 있는 것과 달리 Palmaris tendon은 주먹을 쥘 때 피부를 팽팽하게 긴장시키는 역할을 하기 때문에 초음파에서 sliding motion을 느끼지 못한다는 차이점이 있다. 신경조직은 당연히 sliding motion이 보이지 않는다.

4) 종축영상에서 median nerve 내부에 신경과 평행하게 주행하는 고에코의 line들이 보이기 때문에 주위 flexor tendon과 구분된다. 다만 손목 터널 증후군 환자들에서 median nerve가 손목 터널 부근에서 hypertrophy되어 볼록하게 두껍게 보일 수 있고, 이때는 내부에 고에코의 line들이 보이지 않을 수 있다.

Dorsal Wrist의 Transverse 영상 얻기

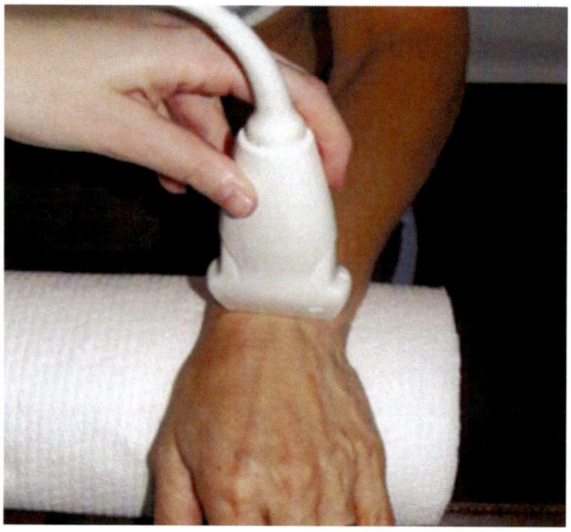

[그림 1] 환자의 손목관절에 힘을 빼게 한 후 손바닥을 아래쪽으로 향하게 한다.

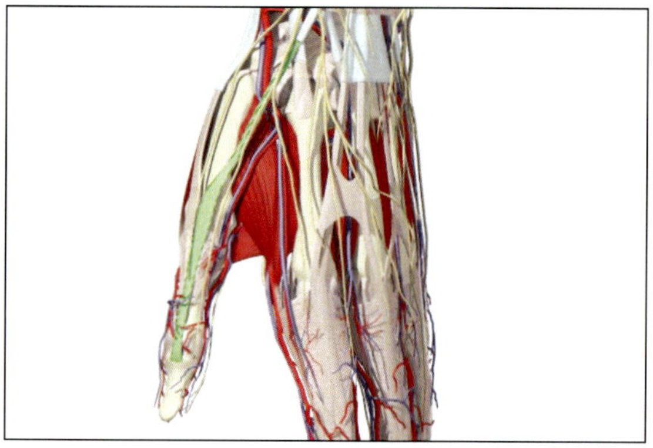

[그림 2] Extensor pollicis tendon(EPL)는 그림에서 녹색으로 표시되어 보인다.

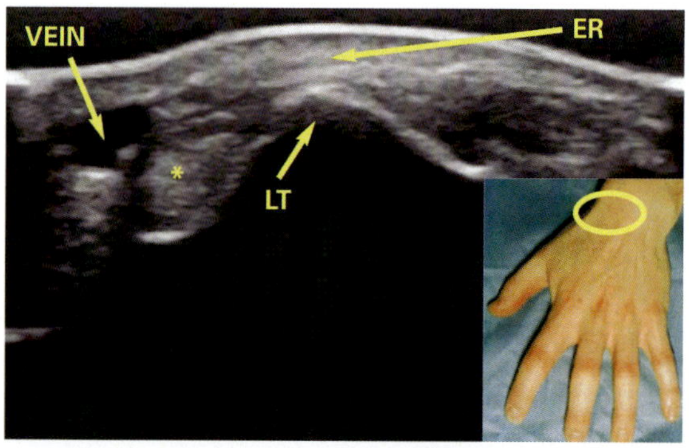

[그림 3] EPL은 extensor retinaculum(ER) 아래쪽의 Lister's tubercle(LT)의 ulnar side로 바로 옆에 위치하고 있다. 실제 손목관절 사진에서 EPL의 위치가 노란 원으로 표시되어 보인다.

1) 환자의 손목관절에 힘을 빼게 한 후 손바닥을 아래쪽으로 향하게 한다.

2) 사진과 같이 탐촉자를 손목관절을 횡으로 가로지르게 잡으면, Extensor retinaculm 위쪽에 위치하게 된다.

3) Lister's tuber은 Radius의 원위부 후면에 가장 두드러지게 튀어 나온 부위를 말하며, 손목 관절 후면의 초음파 영상을 시행할 때 가장 쉽게 찾을 수 있는 bony landmark이다. 엄지 손가락을 치켜 올리는 역할을 하는 extensor pollicis tendon(EPL)이 Lister's tubercle에서 경사가 급한 쪽에 위치하고 초음파 촬영시에 환자의 엄지 손가락을 펴게 하면, 쉽게 구별할 수 있다.

4) Extensor tendon은 모두 6개의 구획으로 나뉠 수 있는데 Lister's tubercle을 중심으로 radial side에 2개, ulnar side에 4개 구획이 보인다.

5) Wrist fracture나 류마치스 관절염 환자에서 EPL의 spontaneous rupture, tenosynovitis와 같은 pathology를 관찰 할 수 있다*.

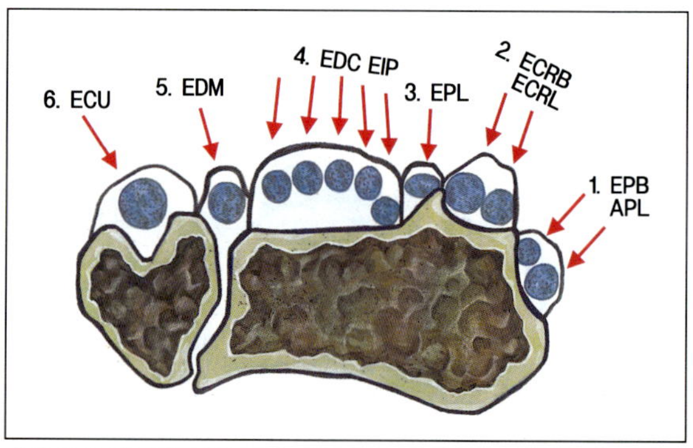

* De Maeseneer M, Marcelis S, Osteaux M, Jager T, Machiels F, Van Roy P. Sonography of a rupture of the tendon of the extensor pollicis longus muscle: initial clinical experience and correlation with findings at cadaveric dissection. AJR Am J Roentgenol 2005; 184:175-179.

Dorsal Wrist의 Longitudinal 영상 얻기

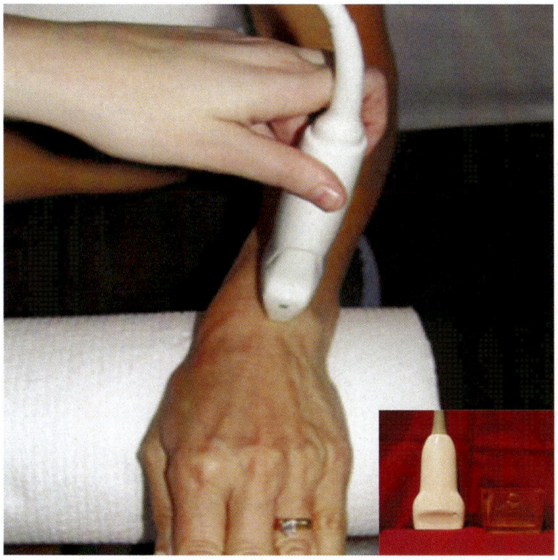

[그림 1] 환자의 Dorsal wrist 부위에 탐촉자를 손목관절에 직각방향으로 길게 잡는다.

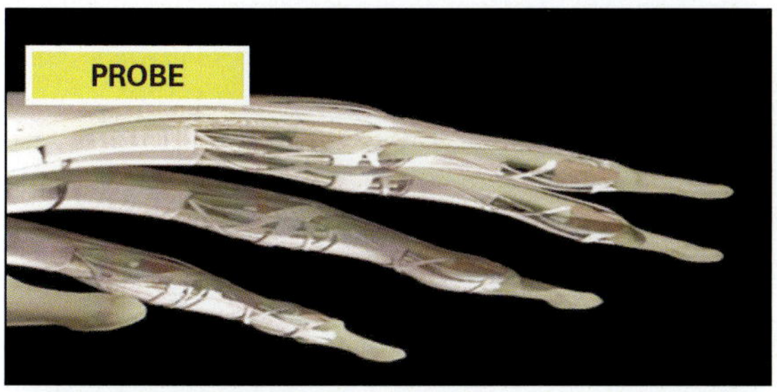

[그림 2] Dorsal wrist의 해부학적 모식도

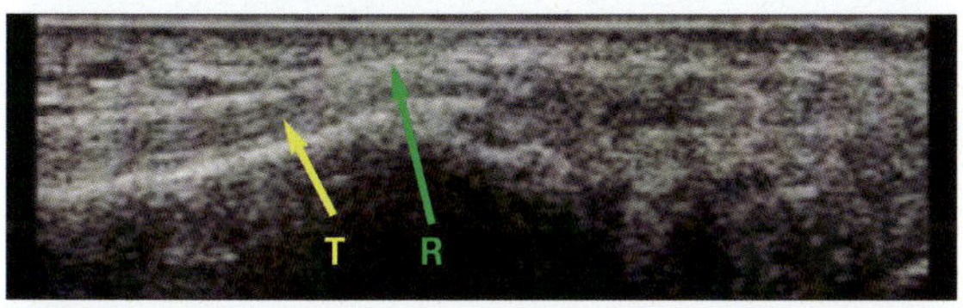

[그림 3]

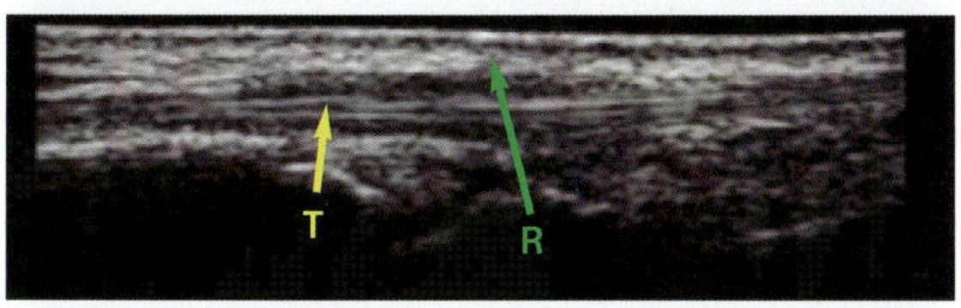

[그림 3-4] 손목관절을 초음파 영상에서 종축으로 보면 Extensor retinaculum 아래에 경계가 명확한 Echogenic band line이 보이는 extensor tendon을 확인 할 수 있는데, 초음파 패드를 사용하지 않는 사진 [그림 3]과 비교하여 초음파 패드를 사용한 사진[그림 4]에서는 좀 더 명확하게 Extensor tendon를 관찰할 수 있다.

1) 환자에게 Dorsal wrist의 transverse view를 얻을 때와 같은 자세를 취하게 한고 탐촉자를 방향을 [그림 1]과 같이 손목관절에 평행하게 잡는다.

2) 손목관절을 초음파 영상에서 종축으로 보면 Extensor retinaculum 아래에 경계가 명확한 echogenic band line이 보이는데, 이것이 extensor tendon이다. 이러한 extensor tendon은 여섯 개의 구획으로 나뉘는데 그림과 같이 손목 정중앙에 탐촉자를 종축으로 위치시키면 extensor tendon의 종축방향 스캔을 얻을 수 있다.
검사자는 필히 여섯개의 구획내에 있는 tendon들의 위치, 이름을 숙지하여야 초음파 영상에서 임상양상에 따른 tendon의 병변을 진단할 수 있다.
피부와 근접한 구조물을 촬영할 때는 초음파가 잘 투과될 수 있도록 초음파용 패드를 사용하면 [그림 3, 4] tendon의 전장을 깨끗하게 영상화시킬 수 있고 Tendon 위쪽에 위치하는 retinaculum과도 쉽게 구별할 수 있다.

Dorsal Metacarpal – Phalangeal Longitudinal MCP Joints

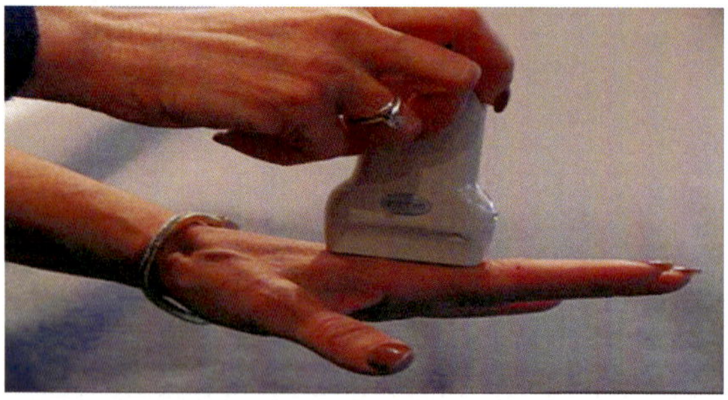

[그림 1] Metacarpophalangeal(MCP) joint에 종축방향으로 탐촉자를 위치시킨다.

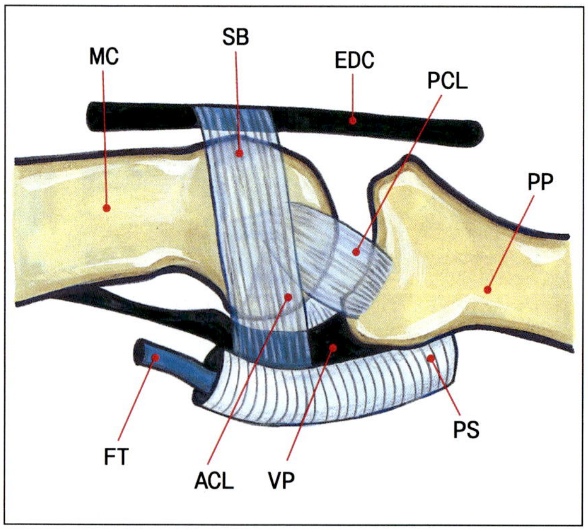

[그림 2] Dorsal MCP joint의 해부학적 모식도

1) Metacarpophalangeal(MCP) joint에 종축방향으로 탐촉자를 놓으면, 관절 내 뚜렷하게 타원형으로 보이는 metacarpal head가 보인다.

2) MCP joint는 PIP(proximal interphalangeal) joint와 마찬가지로 류마티스 관절염이 호발하는 부위이다. Joint effusion, synovitis, soft-tissue swelling등이 초음파 검사에서 보일 수 있다. 특히 MCP joint내의 cortical erosion은 초음파 검사에서 확실하게 보일 수 있는 초음파소견이다.

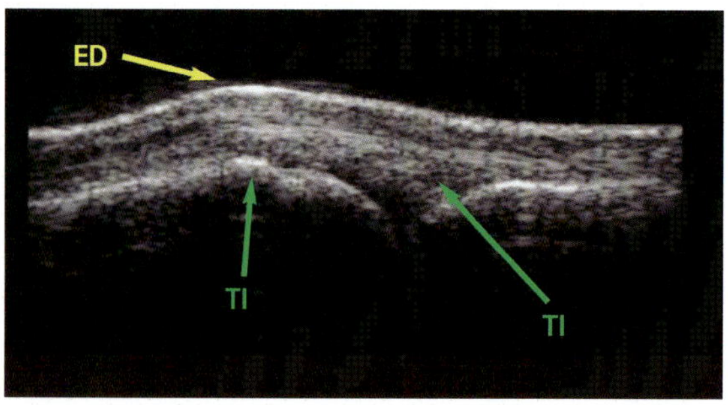

[그림 3] 초음파 패드를 사용하여 얻은 Dorsal MCP joint의 초음파 종축영상

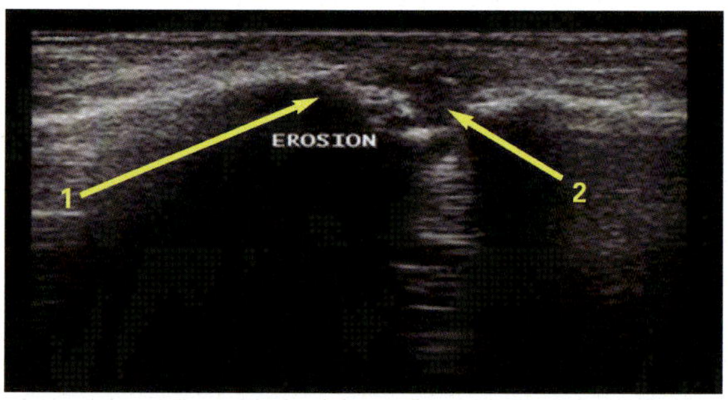

[그림 4] 류마치스 관절염 환자의 초음파 영상으로 cortical erosion(1) 이 보이고 관절 내부에는 연골이 손상되어 보이지 않고 joint effusion이 보인다.

Palmar Metacarpal – Phalangeal Transverse A1 Pulley

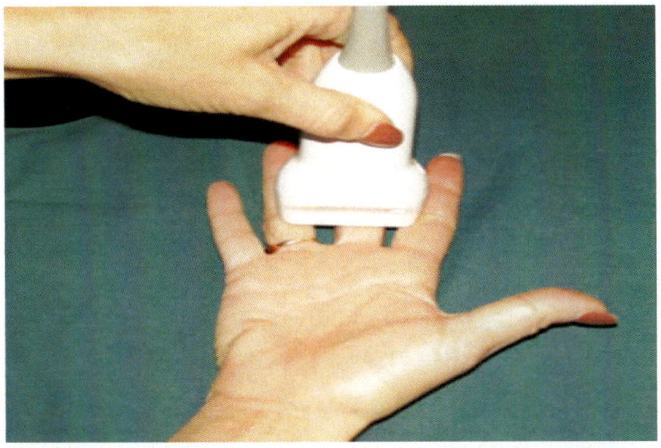

[그림 1] A1 pulley의 가장 근위부에 탐촉자를 횡축으로 위치시킨다.

1) 임상적 중요성 : 손가락의 굴곡 시에 순간적으로 정지가 되는 질환인 trigger finger의 호발부위하고 그림처럼 초음파 영상에서 Flexor tendon sheath가 두꺼워지거나 nodule로 보이기도 한다.

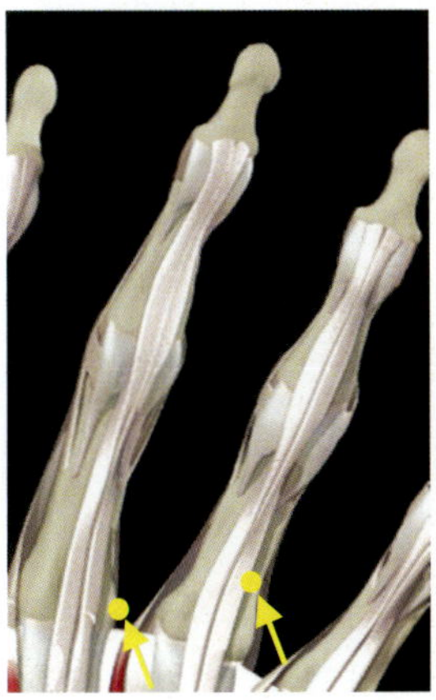

[그림 2] Flexor tendon이 MCP joint의 volar side로 보인다.

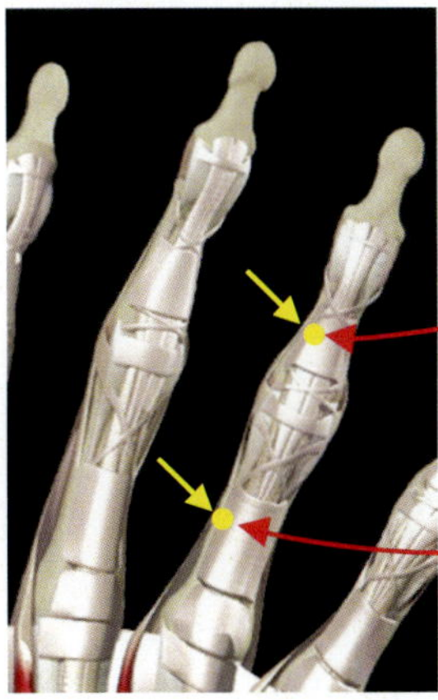

[그림 3] Annular ligament가 flexor tendon의 위쪽에서 위치하며 tendon과 직각방향으로 가로지른다.

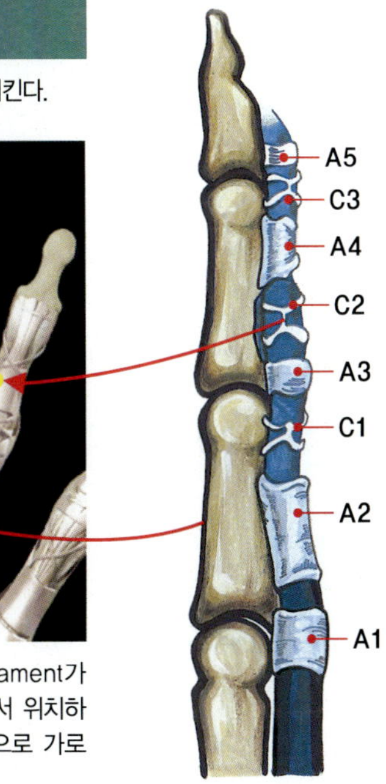

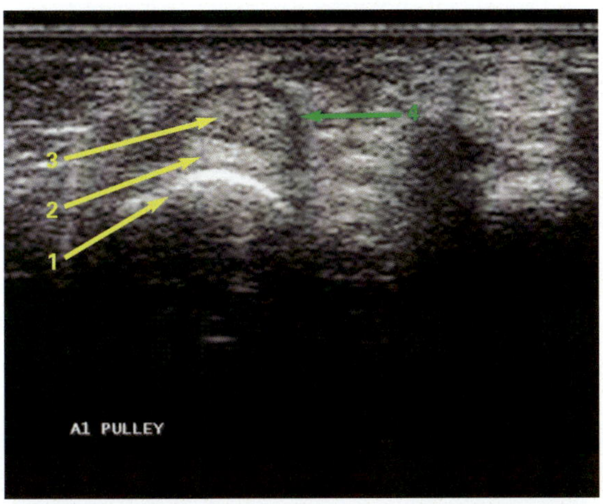

[그림 4] 1) Metacarpal bone의 cortex, 2) Volar plate, 3) Flexor digitorum profundus, 4) A1 pulley

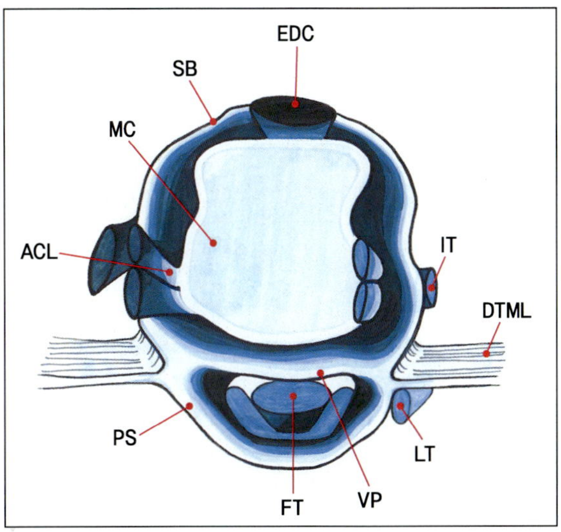

Thenar Longitudinal Views– Radial Side

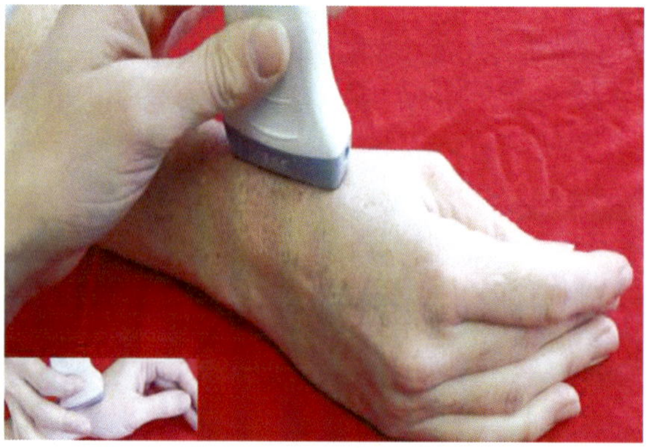

[그림 1] 손목 관절의 Radial side에 탐촉자를 종축방향으로 위치시킨다.

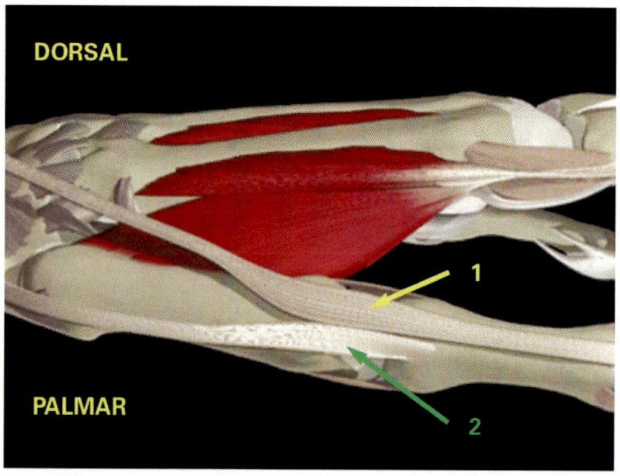

[그림 2] 1) Extensor pollicis longus(EPL), 2) Extensor pollicis brevis(EPB)

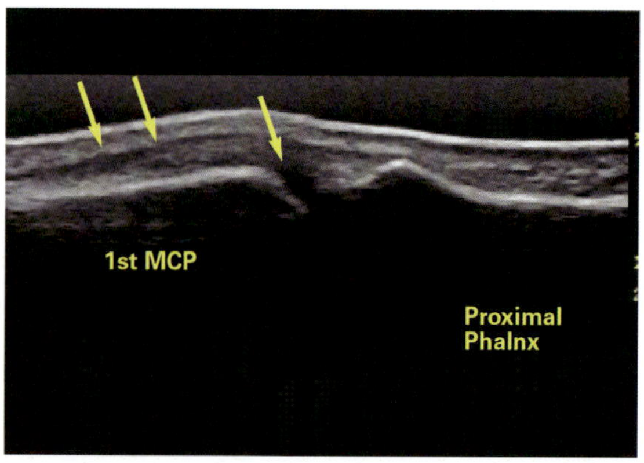

[그림 3] Extensor pollicis longus(EPL)과 Extensor pollicis brevis(EPB)는 1st MCP joint를 가로 질러 주행하고 있고 이들 tendon 아래 쪽에 인대는 보이지 않는다.

1) 탐촉자를 엄지손가락의 외측에 종축방향으로 위치시킨다.

Note : 탐촉자가 아래쪽 또는 손바닥 쪽으로 미끄러지지 않도록 주위한다. 너무 아래쪽으로 탐촉자를 위치시키면 엄지손가락의 extensor tendon이 보이지 않게 된다.

2) 왼쪽 [그림 3]에서 bone landmark는 첫번째 metacarpal bone이다. 반대쪽에 보이는 것은 엄지손가락의 proximal phalanx이다.

3) Extensor pollicis longus(EPL)와 brevis(EPB)는 모두 MCP joint를 지나간다. 이 tendon은 매우 얇고, 두개의 tendon이 거의 붙어있기 때문에 초음파에서는 따로 구별하기 힘들다. EPL은 distal phalanx(원위지골)에 부착되고, EPB는 Proximal phalanx(근위지골)의 아래쪽에 부착되므로 두개의 tendon을 손가락 끝까지 trace함으로서 두개의 tendon을 구별할 수 있다.

4) EPL와 EPB tendon 아래쪽에는 인대가 없다. De Quervain tenosynovitis는 EPB와 abductor pollicis longus(APL)를 침범하는 질환으로 첫번째 extensor compartment에 속하고, extensor retinaculum의 바로 근위 부에서 제일 잘 보인다.

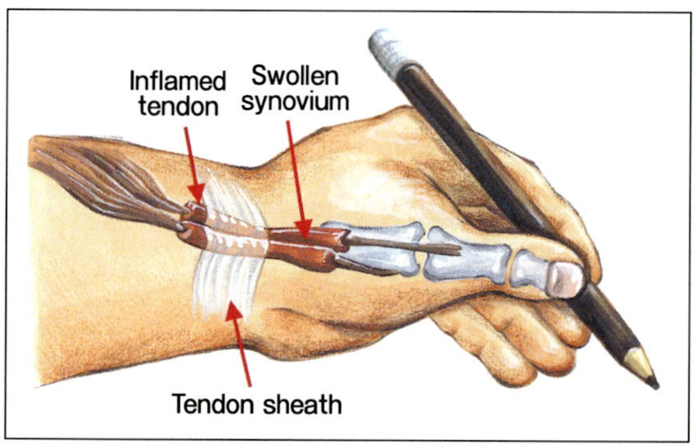

[그림 4] Quervain tenosynovitis

1st Carpal Metacarpal Joint 종축 스캔

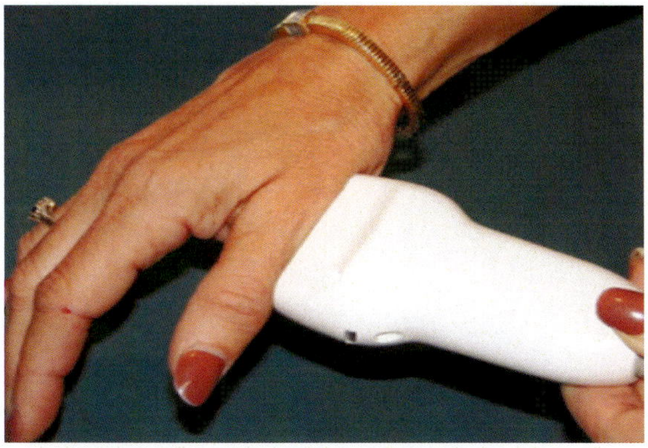

[그림 1] 손목 관절의 radial side에 탐촉자를 종축방향으로 위치시킨다.

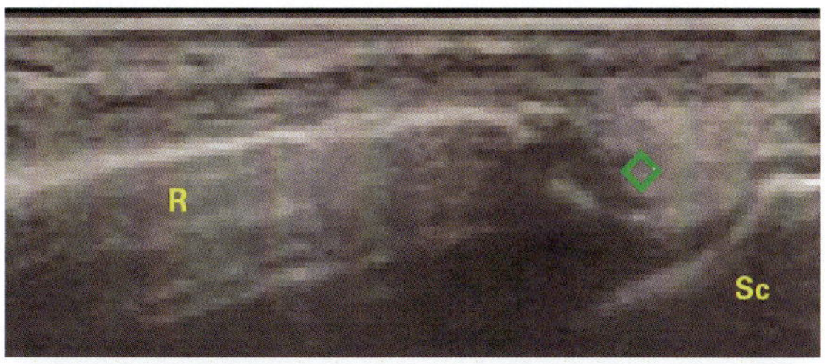

[그림 2] 길게 주행하는 radius의 cortex가 보인다. Sc–scaphoid, radio–scaphoid joint

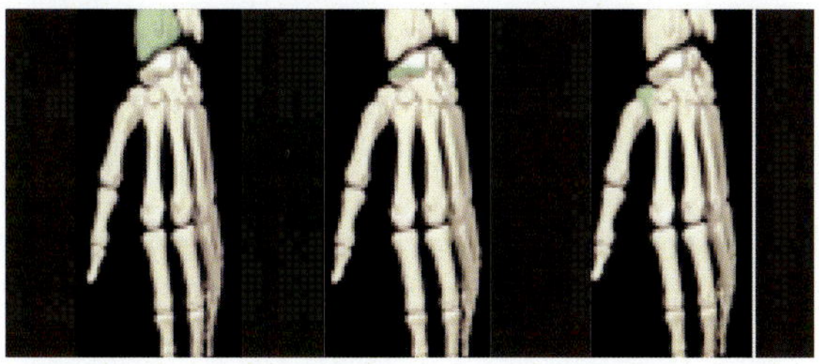

[그림 3] 1) radio–scaphoid joint, 2) Scaphoid–trapezium joint, 3) 1st CMC joint 가 녹색으로 표시되어 있다.

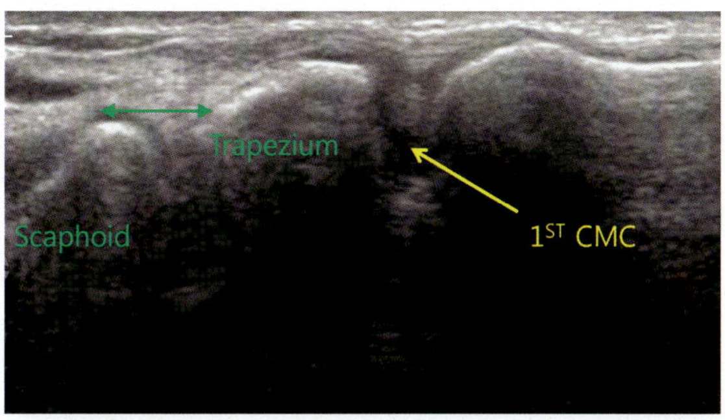

[그림 4] 녹색화살표 – Scaphoid–trapezium joint, 노란 화살표 – 1st CMC joint

1) 엄지손가락의 상외측 방향으로 탐촉자를 종축으로 위치시킨다[그림 1].

2) 이 위치에서는 하면 쉽게 첫번째 Carpometacarpal (CMC) joint 영상을 얻을 수 있다[그림 2].

3) 이렇게 해서 Radio-scaphoid space를 확인하고, 좀 더 탐촉자를 원위부로 옮기면 scaphoid와 trapezium bone 사이의 scaphoid-trapezium space가 보인다. 더 원위부로 가면 trapezium과 metacarpal bone의 joint space를 볼 수 있다. 1st CMC 주변의 종축으로 이어지는 이 3개의 joint space를 확인해보자[그림 3]).

4) [그림 4]에서는 1st CMC joint와 연속된 원위부의 두 개의 joint space가 보인다. 이 부위는 초기 류마티스 관절염이 호발 부위이다.

Thenar Longitudinal Views Ulnar Collateral Ligaments Game Keeper' s/Skier' s Thumb

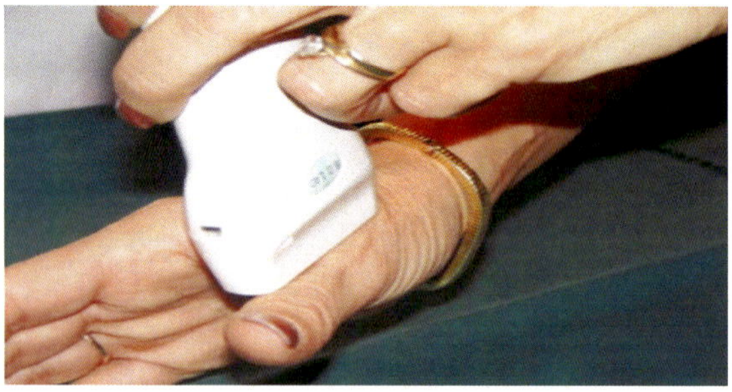

[그림 1] 엄지손가락의 ulnar side으로 탐촉자를 종축방향으로 위치시킨다.

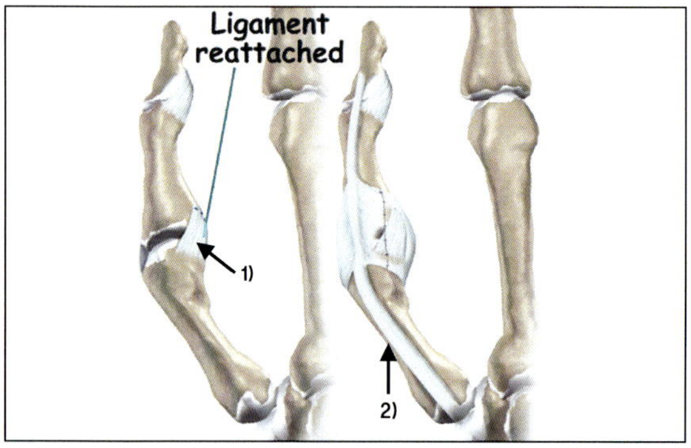

[그림 2] 1) Collateral ligament, 2) EPL

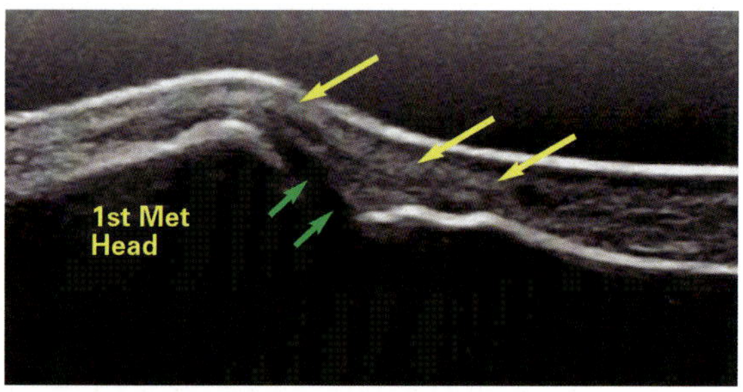

[그림 3] Ulnar collateral ligament(UCL)(노란색화살표)는 1st MCP joint capsule(녹색화살표) 위쪽에 선상 구조물로 보인다.

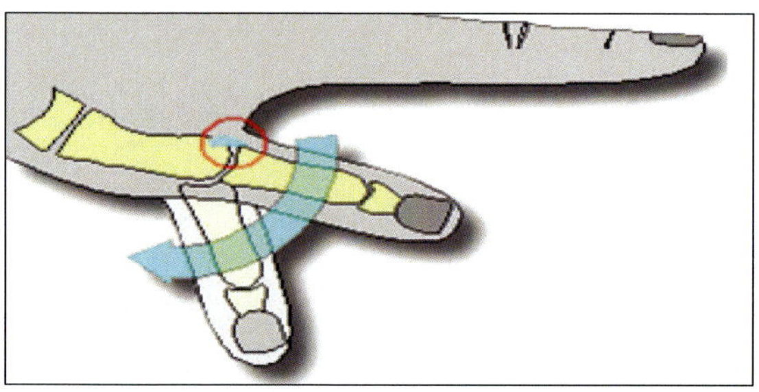

[그림 4] MCP joint의 과외전 시에 Ulnar collateral ligament(빨간색 원)의 파열이 일어난다.

1) 엄지손가락의 ulnar side으로 탐촉자를 종축방향으로 위치시킨다.

Note : 엄지손가락 Dorsal aspect에 보이는 EPL의 내측에 탐촉자가 있어야 한다. 이 상태에서 환자의 엄지손가락을 벌리게 하면 손가락 내측방향의 탐촉자가 들어갈 수 있는 공간이 확보된다.

2) 초음파 영상에서 Bony landmark는 1st metac-arpal head이고 관절 반대편에는 proximal phalanx가 보인다[그림 3].

3) Ulnar collateral ligament(UCL)는 1st MCP joint capsule 위쪽에 선상 구조물로 보인다[그림 3].

4) UCL은 Game keeper' s fracture나 skier' s fracture처럼 과외전 손상에 의해서 발생한다. UCL 부착 위치 부근으로 건열 골절이 보이므로 metatarsal head의 골피질의 연속성이 있는지 확인하여야 한다[그림 4].

Triangular Fibrocartilage Complex(TFCC)

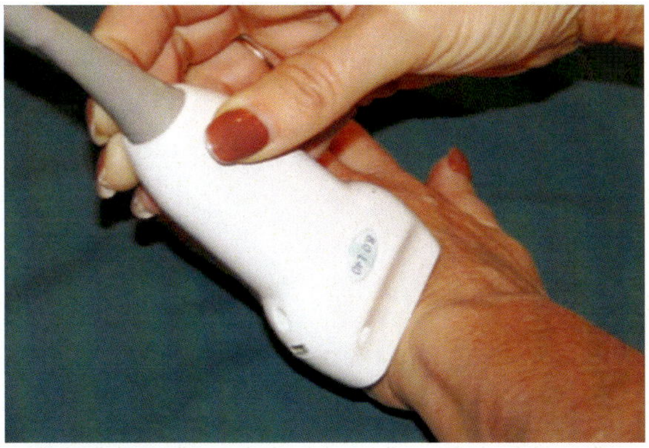

[그림 1] 탐촉자를 팔의 종축에 비스듬하게 위치시킨 후 손목을 편 상태에서 radial deviation을 시킨다.

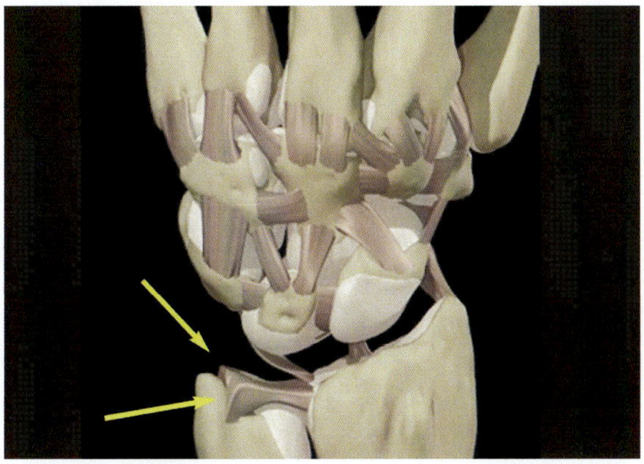

[그림 2] TFCC는 관절내 디스크 모양의 구조물로서, 관절 중앙부위에서는 얇고, 바깥 부위에서는 두꺼워진다.

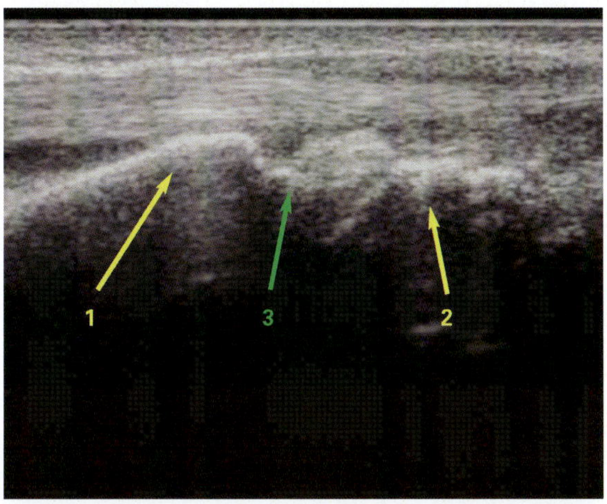

[그림 3] Radial deviation을 유지한 후에 좀 더 원위부로 이동하면, ulno-lunate joint사이로 Ulna(1), Lunate(2)와 TFCC(3)가 보인다. 사진에서 Extensor carpi ulnaris(ECU)는 TFCC 위쪽으로 주행한다.

1) 탐촉자를 팔의 종축에 비스듬하게 위치시킨 후 손목을 편 상태에서 radial deviation하게 하면 ulnar side의 joint space가 넓어지므로 이 부위의 구조물을 잘 볼 수 있게 된다. 초음파 사진에서 왼쪽에 있는 뼈이름은 ulna이고 오른쪽에 보이는 융기된 bony structure는 lunate이다. 즉 ulnar와 lunate bone사이에서 TFCC를 볼 수 있게 된다[그림 3].

2) TFCC는 서로 다른 6개의 조직으로 구성되어 있다.

3) 이 중 2개는 각각 articular disc, meniscus homologue이고, 나머지는 ulnocarpal extrinsic ligament주위이다. 좀 더 radial deviation을 유지한 후에 좀 더 원위부로 이동하면, ulno-lunate joint사이로 TFCC가 보인다[그림 3].

4) TFCC는 초음파영상에서 ulna와 lunate사이에서 균질하고, 고에코로 보이는 삼각형 구조물로 보인다. TFCC가 손상이 되면 초음파 영상에서 보이는 irregular margin 또는 너덜너덜하게 보인다. 또한, articular disc내에 저에코의 불규칙한 선이 생기거나, TFCC 자체가 보이지 않을 수 있다[그림 3].

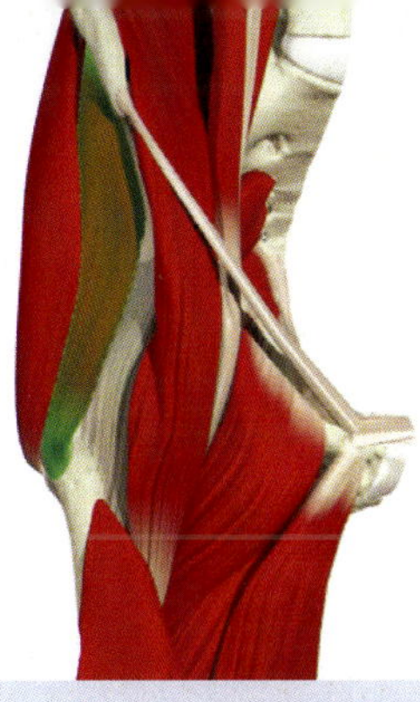

The Hip

- Anterior Hip Longitudinal Scan
- Anterior Hip Longitudinal Intracapsular Versus Bursal Effusion
- Anterior Hip Transverse
- Lateral Hip Longitudinal The Greater Trochanteric Bursa
- Posterior Hip The Piriformis Muscle
- Prosthetic Hip Anterior Longitudinal View

Anterior Hip Longitudinal Scan

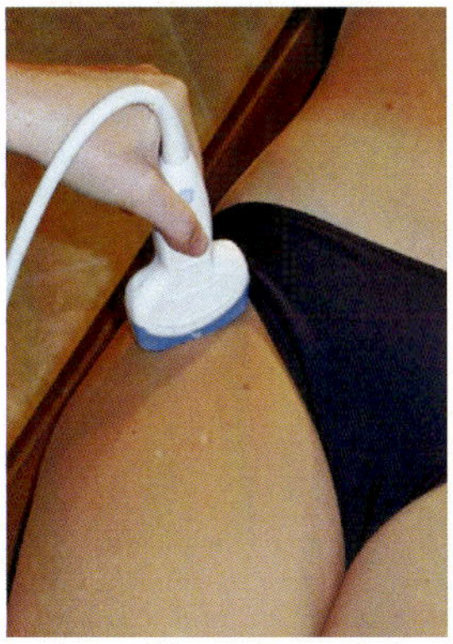

[그림 1] 환자를 바로 눕게 하고, 약간 외회전 시킨다. 탐촉자를 대퇴골 경부에 종축방향으로 위치시킨다.

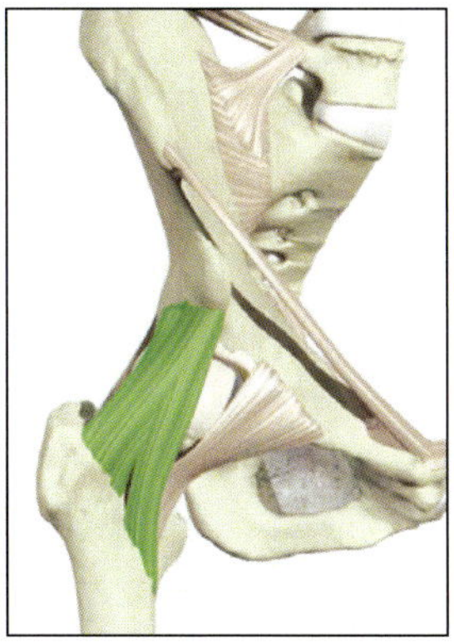

[그림 2] 캡슐 모양의 Iliofemoral ligament(IF)

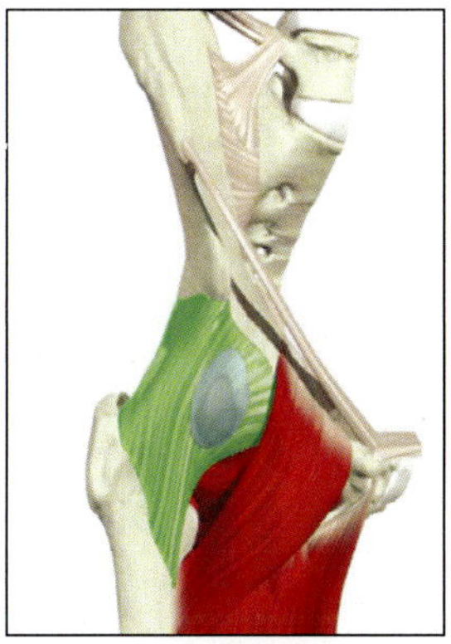

[그림 3] Iliofemoral ligament는 여러 개의 bundle 모양의 fiber로 구성되어져 있으나 육안으로는 구분할 수 없다.

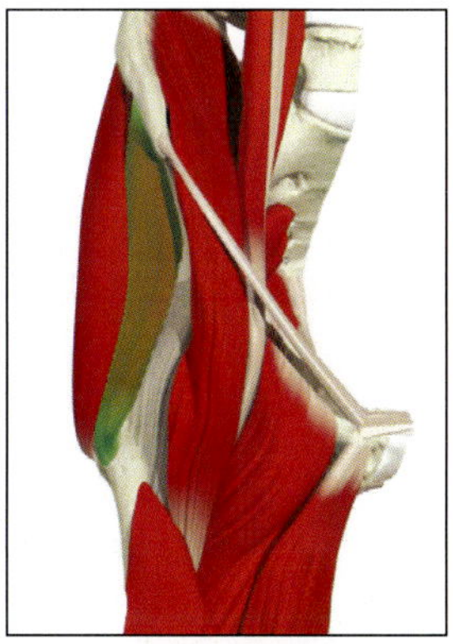

[그림 4] Iliopsoas bursa는 Psoas muscle의 아래쪽에 위치하고 있다.

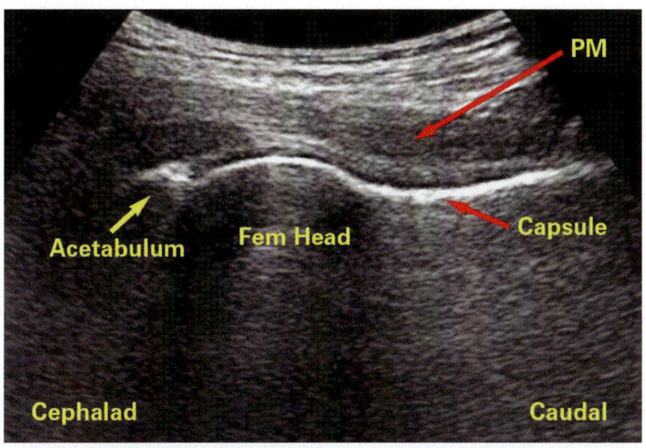

[그림 5] **고관절 전면의 초음파 영상**
Acetabulum의 superior labrum이 보인다. 정상적인 ligamentocapsular structure는 중등도에코로 보이고, 대퇴경부의 cortical margin을 따라 관찰된다.

1) 환자를 바로 눕게 하고, 고관절을 쭉 펴게 한 다음 약간 외회전 시킨다. 탐촉자를 대퇴골 경부에 종축방향으로 위치시킨다. 그림과 같이 탐촉자의 각도를 비스듬하게 내측에서 외측으로 기울이게 한다[그림 1].

2) 초음파영상에서 Acetabulum(관절와)의 위쪽 경계는 대퇴골두 위쪽에 가느다랗고 뾰쪽하게 보인다. Acetabulum은 언덕모양의 femoral head와 연결되었다가 femoral neck의 경계부위에서는 골짜기를 이룬다[그림 5].

3) Iliofemoral ligament(IF)는 관절강 내 구조물이다. 관절막(articular capsule)은 IF위로 지나간다[그림 3]. 이 두 구조물은 서로 합쳐져서 하나의 구조물로 바뀌어서 초음파 영상에서 더욱 명확히 보이게 된다. 또한, bursal effusion과 intracapular structure를 구별하는데 도움이 되기도 한다. Psoas major 근육은 관절막 바깥쪽에 위치한다[그림 4].

Anterior Hip Longitudinal Intracapsular Versus Bursal Effusion

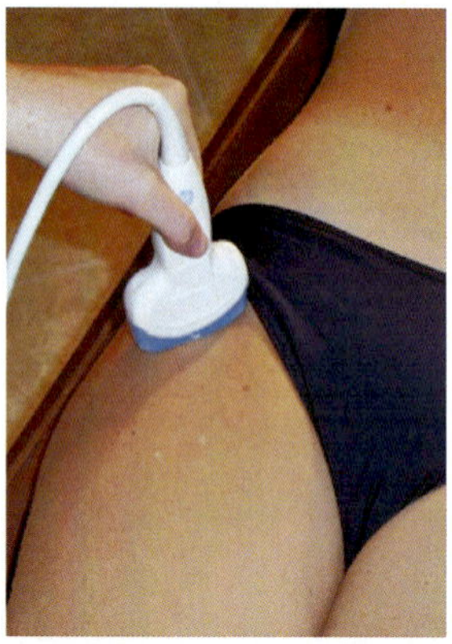

[그림 1] 환자를 바로 눕게하고, 약간 외회전 시킨다. 탐촉자를 대퇴골 경부에 종축방향으로 위치 시킨다.

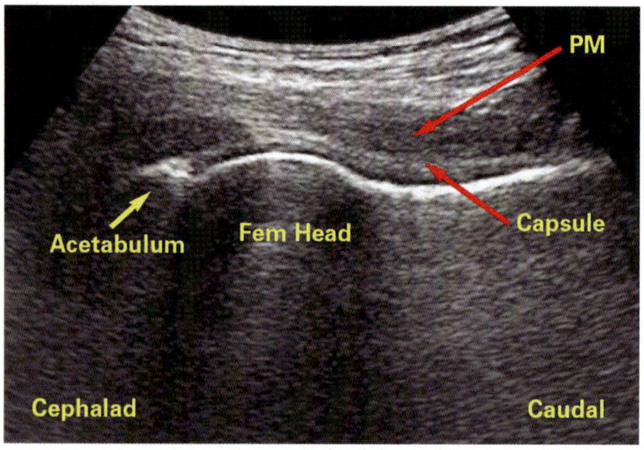

[그림 2] 고관절의 capsule이 보이지만 distension은 보이지 않는다. 정상적인 ligamentocapsular structure는 중등도에코로 보이고 대퇴경부의 cortical margin을 따라 관찰된다.

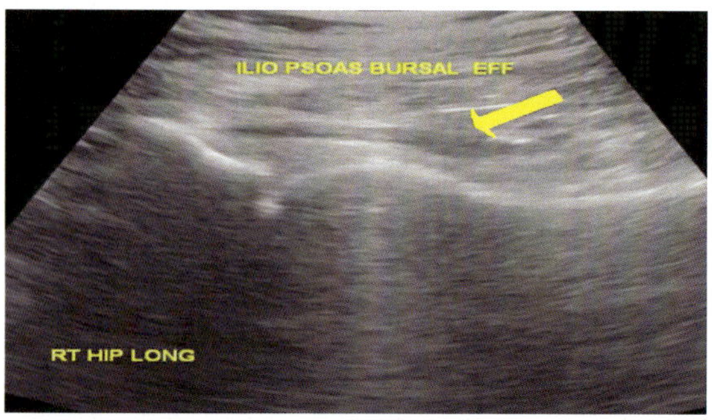

[그림 3] 고관절 capsule바깥쪽의 선상의 저에코의 병변이 보이는데, 이것은 iliopsoas bursa내의 fluid collection의 초음파 소견이다.

1) 고관절막과 관절 위로 지나는 psoas muscle의 경계는 다음의 초음파 영상에서 잘 보인다. [그림 2]는 femur의 head와 neck의 모양을 따라 고에코로 보이는 정상적인 관절막이 보인다. [그림 3]은 관절막과 근육사이로 상당한 양의 iliopsoas bursal effusion이 보인다.

2) 비정상적인 관절강내의 삼출액(effusion)의 영상소견은 관절막 중앙 부위가 위쪽으로 불룩하게 올라가 보이지만, bursal effusion은 저에코의 선상 띠모양으로 보이고, 관절막 바깥쪽에 위치하고, 관절막과 psoas muscle사이에서 보인다[그림 3].

3) 대퇴골 경부의 오목하게 파인 부분의 관절막 두께는 다음과 같다.

평균 두께 = 5.2mm
비정상 관절막 두께 = 8–9mm부터
소량의 고관절 삼출액 : 정상측 관절

Anterior Hip Transverse

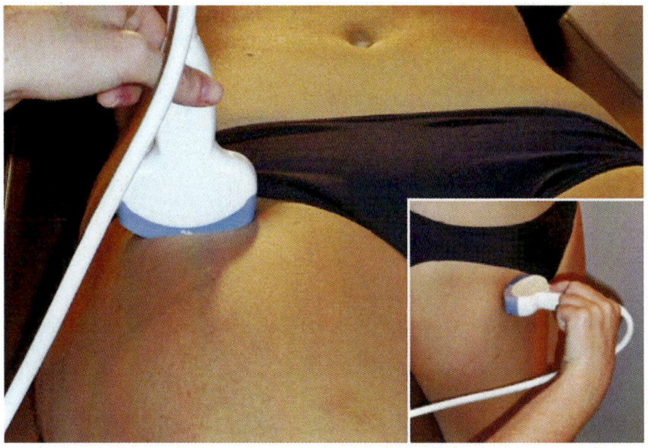

[그림 1] 환자를 똑바로 눕히고, 약간 외회전시킨다.

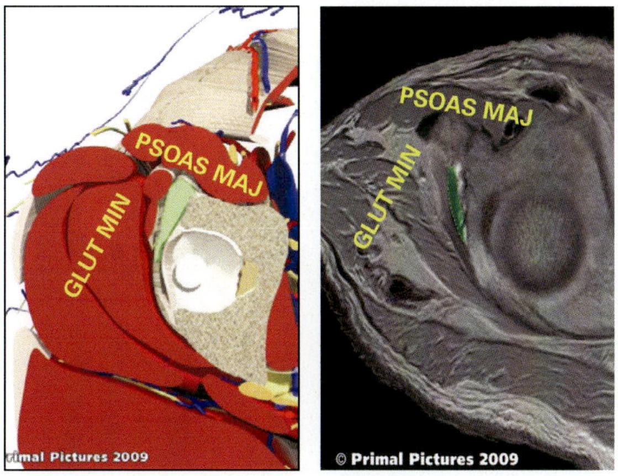

[그림 2] Hip joint capsule의 해부학 단면도(왼쪽)과 MR 축상영상으로 joint capuse이 녹색으로 표시되어 보인다.

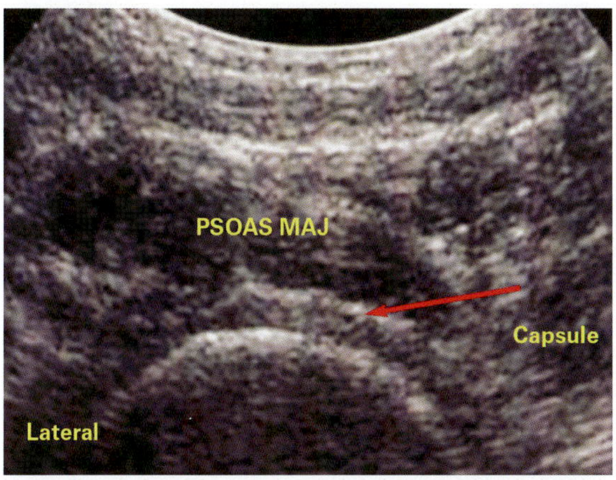

[그림 3] 고관절의 횡축영상. Hip joint capsule 아래쪽으로 대퇴골두의 골피질이 보인다. 비교적 고에코로 보이는 joint capsule 바로 위쪽으로 저에코의 psoas muscle이 강한 대조를 보인다.

1) 환자를 똑바로 눕히고, 약간 외회전 시켜서 고관절을 이완 시킨다. 탐촉자는 대퇴경부의 수직에 놓는다.

2) 대퇴 골두의 골피질의 윤곽은 넓지막한 고에코로 보이는 언덕모양으로 보인다. Acetabulum은 사진에서는 보이지 않는다.

관절막과 인대 복합체는 대퇴골두 부근에서 형성된다. 축상영상에서 psoas muscle은 관절막 바로 바깥에 위치한다.

3) 축상 영상은 장축영상처럼 임상적으로 중요하지 않다. 그렇지만, 축상영상을 iliopsoas bursa에 삼출액 존재 여부도 알 수 있다.

관절막 주사는 축상 영상을 가이드하에 시행되어 지기도 하는데, 이럴 경우 관절막의 전장이 보이지 않게 된다.

Lateral Hip Longitudinal The Greater Trochanteric Bursa

Subcutaneous Trochanteric Bursa of Gluteus Maximus

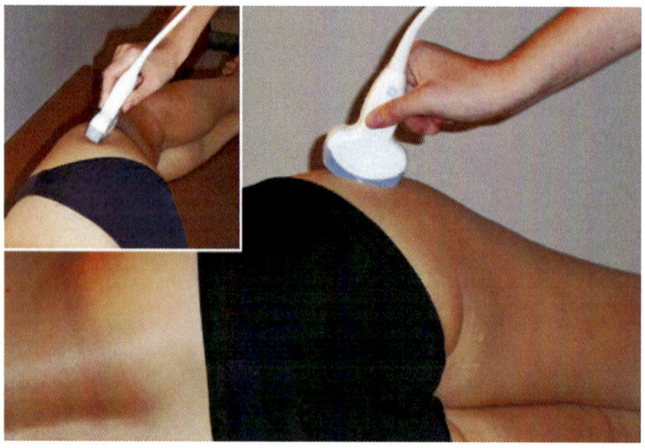

[그림 1] 환자를 옆으로 눕게 한 후, 탐촉자를 Greater trochanter의 후하 방향으로 길게 잡은 후 약간 앞쪽으로 탐촉자를 기울인다

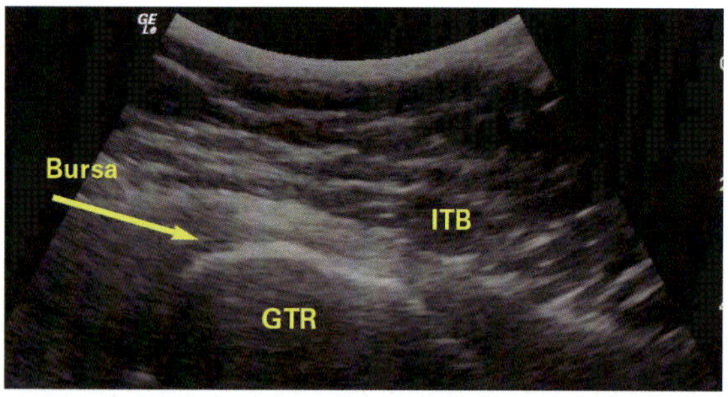

[그림 2] 고관절의 greater trochanter의 종축영상. [그림 1]처럼 탐촉자를 잡으면, greater trochanter의 불규칙한 경계가 보이게 된다. iliotibial band(ITB)는 고에코로 보이는 섬유성 띠모양의 구조물이다. ITB 상부로 피하지방이 보인다. Bursa(화살표)는 greater trochanter와 ITB사이에서 관찰된다.

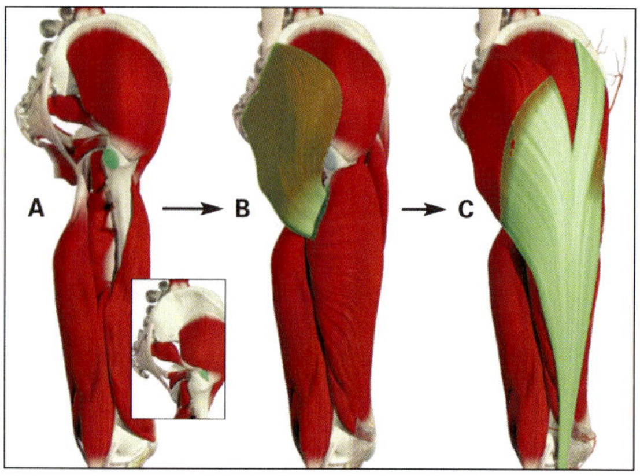

[그림 3] Trochanter의 후하측에 위치한 bursa을 보여준다.

1) 환자를 옆으로 눕게 한 후, 탐촉자를 Greater trochanter의 후하 방향으로 길게 잡은 후 약간 앞쪽으로 탐촉자를 기울인다[그림 1].

2) 약간의 전방으로 탐촉자를 기울이는 것이 Trochanter와 gluteus maximus의 subcutaneous bursa가 있는 iliotibial band 사이에 경계를 가장 잘 보여 준다. 대둔근(gluteus maximus)의 최외층은 iliotibial band와 합쳐지고, trochanter의 외측을 지나가게 된다[그림 2].

3) [그림 3]은 trochanter의 후하측에 위치한 bursa을 보여준다. 대둔근은 아래쪽으로 주행하면서 ITB의 근막층과 합쳐진다. 모식도는 gluteus medius bursa가 trochanter의 전상방에 위치 하는 것을 보여준다.

Posterior Hip The Piriformis Muscle

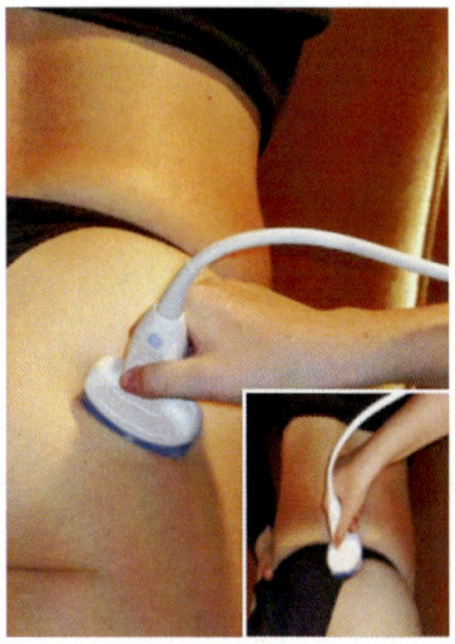

[그림 1] 환자를 엎드려 눕게 한 뒤, 탐촉자를 transverse 방향으로 잡고, 아래쪽으로 기울인다.

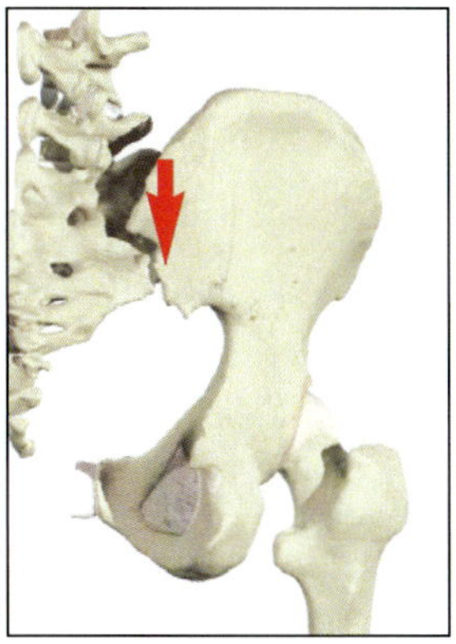

[그림 2] Posterior superior iliac spine(PSIS)에 탐촉자를 위치시키고 화살표 방향으로 이동시킨다.

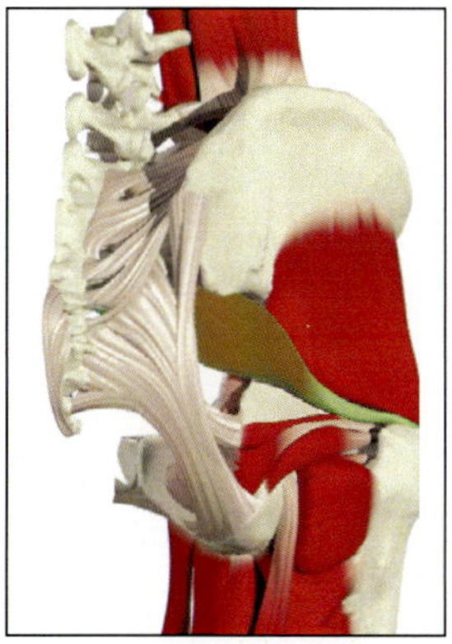

[그림 3] Piriformis muscle(녹색)은 greater trochanter의 안쪽에서 바깥쪽으로 지나가며 주행한다.

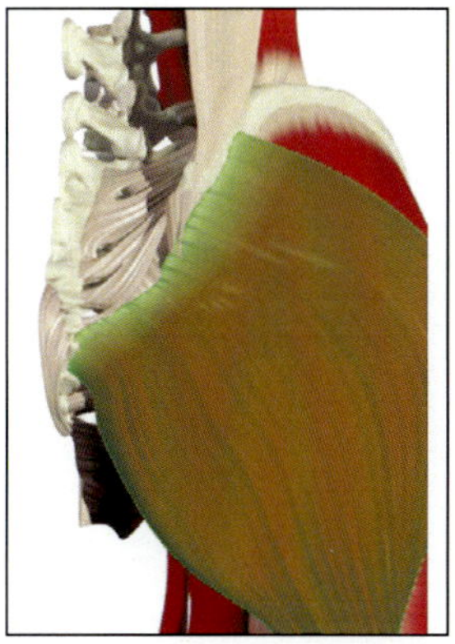

[그림 4] Gluteus maximus는 Piriformis muscle 위쪽으로 주행하며 덮고 있다.

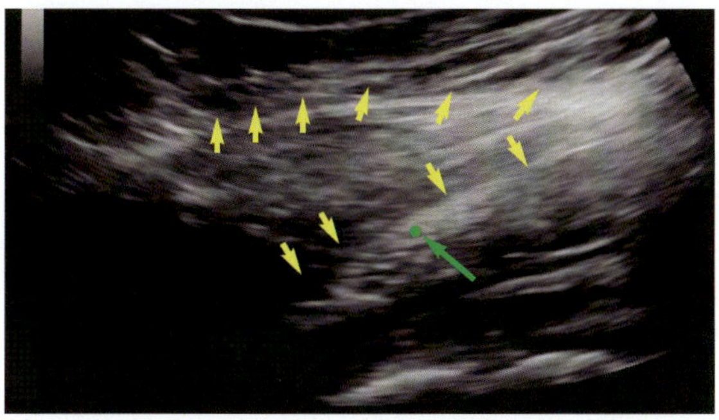

[그림 5] Piriformis muscle을 보기 위해 탐촉자를 횡축으로 잡는다. 노란색 화살표는 piriformis muscle의 경계를 나타내고, 녹색 화살표는 고에코로 보이는 타원형의 sciatic nerve를 가리킨다.

1) 환자를 엎드려 눕게 한 뒤, 탐촉자를 Posterior superior iliac spine의 외측에 위치시킨다. 이때 탐촉자를 [그림 1]과 같이 transverse 방향으로 잡고, 아래쪽으로 기울인다.

2) 탐촉자를 고에코의 근육격막과 저에코의 근육섬유가 보일 때까지 천장 관절 원위부의 골피질의 윤곽을 따라간다.

이 위치에서는 탐촉자가 Piriformis muscle과 평행하게 된다.

대둔근(gluteus maximus)는 piriformis 근육보다 위쪽에 위치한다. Piriformis muscle는 크기가 작고 몸속 깊숙이 위치한다.

3) 이 자세는 Piriformis syndrome 환자에서 근육 내 약물을 주입할 때 유용하다. Piriformis muscle은 작고 이 근육 내부 및 앞쪽으로 sciatic nerve가 주행한다. piriformis syndrome은 이 근육의 비대해 져서 sciatic nerve을 압박하면 동측 하지에 통증을 유발시키는 질환을 말한다.

초음파로 영상유도 하에 바늘을 삽입하면 안전하고 정확하게 시술할 수 있는 장점이 있다.

Prosthetic Hip Anterior Longitudinal View

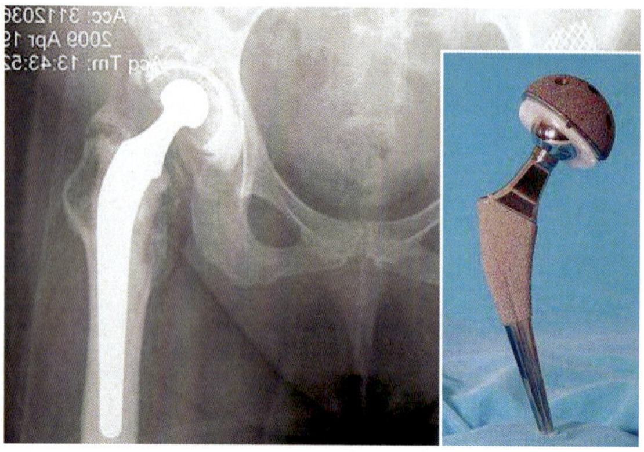

[그림 1] Bipolar replacement를 시행한 단순촬영 사진과 실제 기구사진

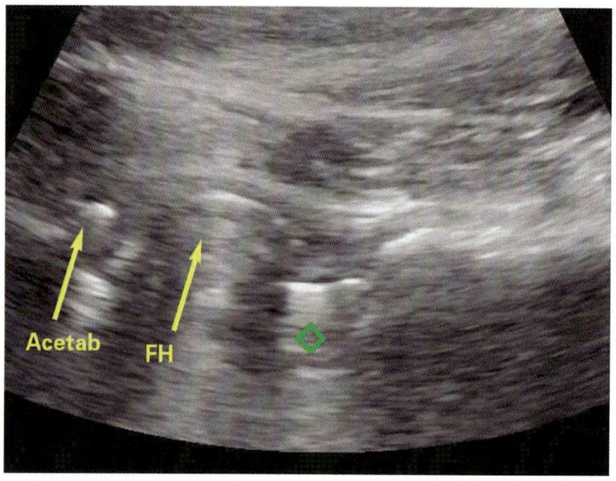

[그림 2] 고관절 치환술을 시행 받은 환자의 초음파 종축영상. 중등도 고에코를 보이는 정상의 pseudo-capsule의 선형의 띠는 두꺼운 고에코의 근막으로 인해 고관절과 psoas muscle이 나누어진다. 짧은 선상의 reflection이 femoral head(FH)의 원위부에서 보인다.

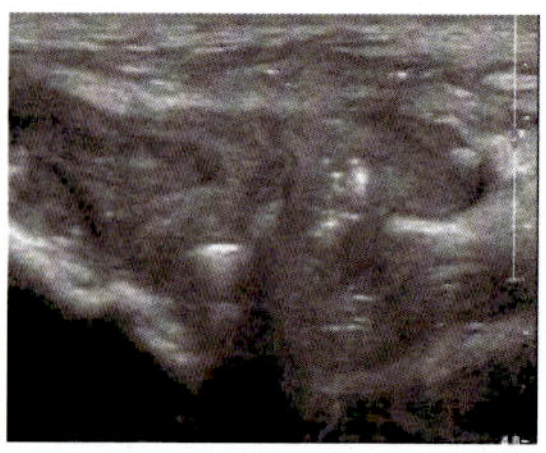

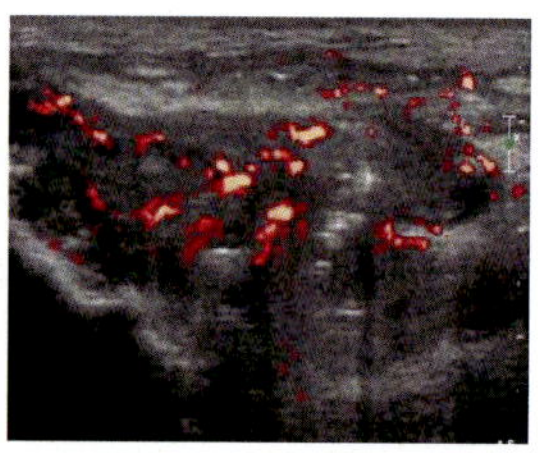

[그림 3, 4] 고관절 치환술을 받은 후 염증성 관절염이 발생한 환자의 초음파 영상으로 고관절의 Extracapsular fluid collection을 볼 수 있고 [그림 3], power Doppler US 적용 시 뚜렷한 혈류증가 소견을 볼 수 있다[그림 4].

1) 환자를 똑바로 눕힌 상태에서 초음파를 시행한다. 탐촉자는 대퇴골의 경부의 평행하게 위치시킨다. 삽입된 금속기구의 표면이 고관절에서 특징적인 곡선모양의 고에코를 형성한다. Acetabular side의 금속기구는 불명확한 타원 모양으로 보인다. 인공 관절내의 대퇴 골두는 인체 내에 대퇴 골두와 비교해 볼 때 직경이 작다[그림 1]

2) 중등도 고에코를 보이는 정상의 pseudo-capsule의 선형의 띠는 두꺼운 고에코의 근막으로 인해 고관절과 psoas muscle이 나누어 진다. 자세한 것은 anterior longitudinal hip편에 다루기로 하겠다.

3) 관절 치환술 시행 후 생기는 흔한 통증의 원인으로 Mechanical loosening과 감염을 들 수있는데, 두 합병증의 치료방법이 다르므로 감별이 중요하다. 감염일 경우 내부의 fluid collection 양상이 비균질적이고 관절을 중심으로 광범위한 연부조직의 swelling이 동반하고, [그림 3]과 같이 power Doppler에서 강한 혈류의 증가소견이 보인다. 하지만 정확한 감별을 위해서는 needle aspiration을 통하여 염증세포의 증가를 확인하여야 한다.

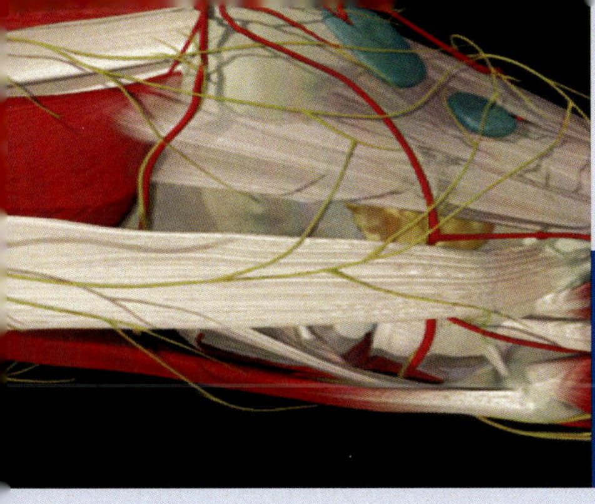

The Knee

- Quadriceps Tedon Longitudinal
- Qudriceps Tendon Transverse
- Patellar Tendon Longitudinal
- Patellar Tendon Longitudinal II
- Patellar Tendon Transverse
- Lateral Collateral Ligament(LCL) Longitudinal
- Lateral Collateral Ligament(LCL) Longitudinal
- Medial Collateral Ligament Longitudinal
- Medial Collateral Ligament Longitudinal Distal Attachment
- Lateral Meniscus Longitudinal Postero-lateral Approach
- Medial Meniscus Longitudinal Postero-medial Approach
- Popliteal Fossa Transverse

Quadriceps Tedon Longitudinal

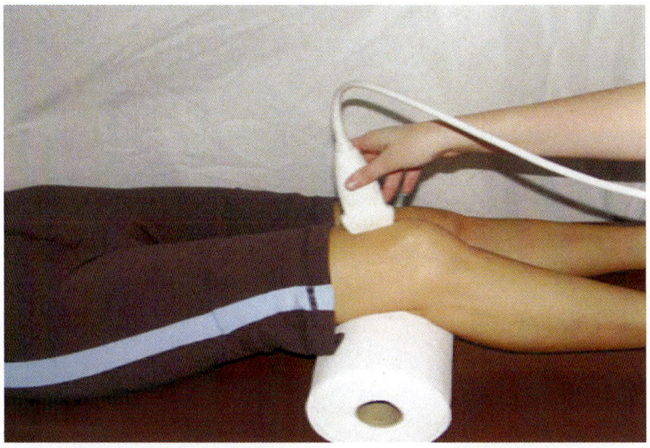

[그림 1] 환자를 똑바로 눕힌 후, 약간 무릎을 구부리게 한다.

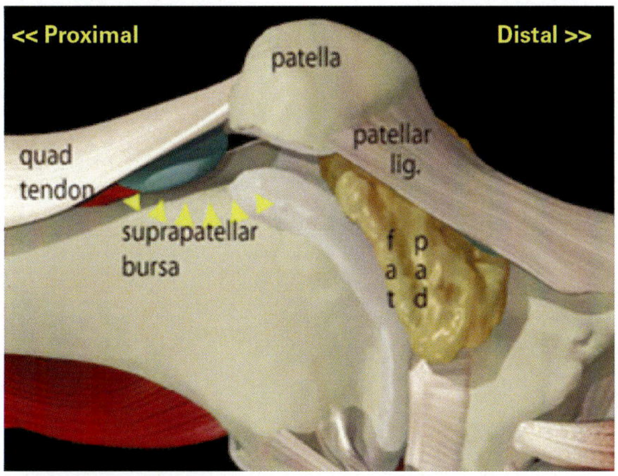

[그림 2] 대퇴사두근의 건(quadriceps tendon)은 슬개골에 부착되어 있고, suprapatellar bursa는 슬개골 하단 아래쪽에서 관찰된다.

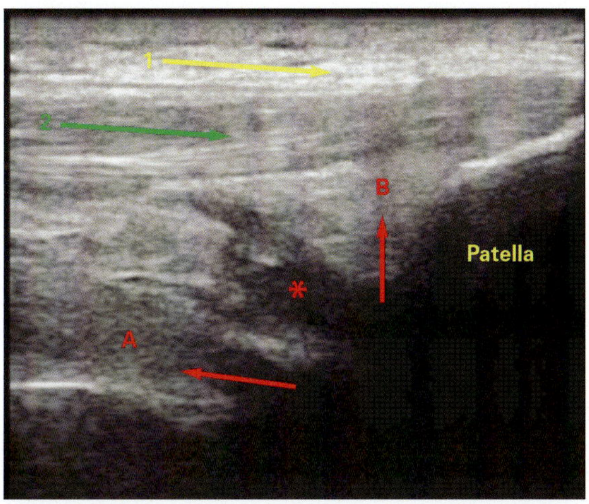

[그림 3] 두껍고 고에코로 보이는 Quadriceps tendon은 4가지 근육의 건으로 구성되어 있다. 1) 피부 및 피하지방, 2) 대퇴사두근의 건 (A) prefemoral fat pad, (B) suprapatellar fat pad.

1) 환자를 똑바로 눕힌 후, 탐촉자를 상하로 길게 잡고 탐촉자의 아래쪽 끝이 슬개골 상단에 닿도록 위치시킨다. [그림 3]에서 오른쪽에 patella 상단의 cortical line이 보이고, 대퇴골 하단의 앞쪽 cortical line은 왼쪽 아래에서 보인다.

2) 저에코로 보이는 Rectus femoris tendon은 rectus femoris, vastus lateralis, vastus medialis의 3개의 층으로 되어 있다. Suprapatellar bursa는 저에코로 보이며 pre femoral fat pad와 suprapatellar fat pad사이에 위치한다.

3) 두 개의 fat pad의 정상적인 초음파소견을 숙지하여야 병적인 fluid collection이나 농양이 있을 때 발견이 쉽다. 또 suprapallar bursa는 관절강과 연결되어 있다. 이 bursa내에 effusion이 고이면 이 두개의 fat pad 사이의 거리가 멀어진다.

Qudriceps Tendon Transverse

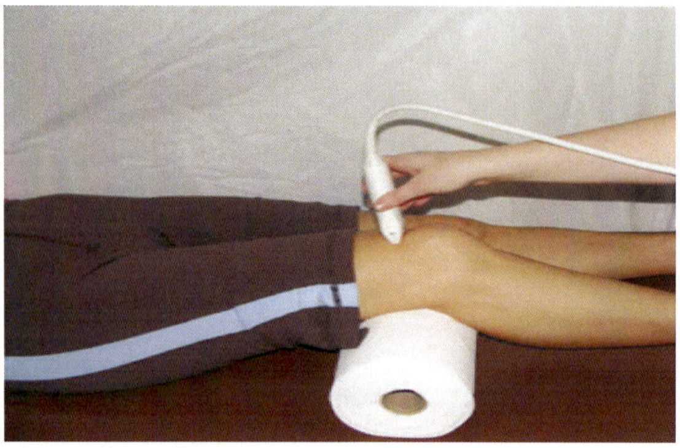

[그림 1] 환자를 똑바로 눕히고, 탐촉자를 슬개골 상단 부근에 위치시킨 후, 옆으로 길게 잡는다.

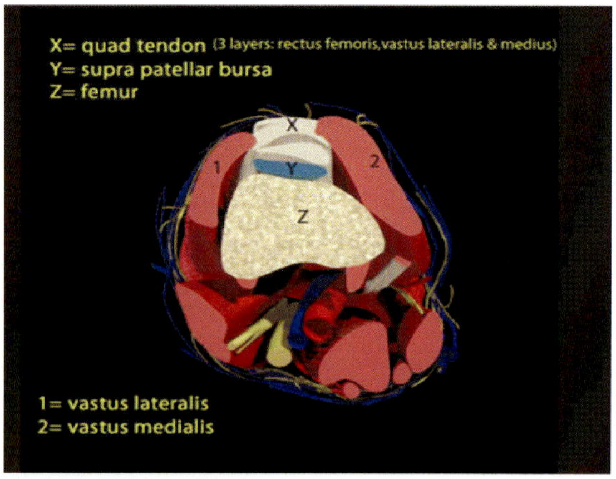

[그림 2] 슬관절의 해부학적 단면

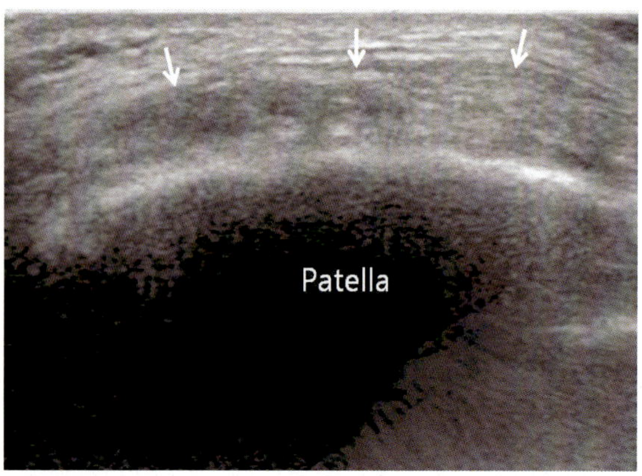

[그림 3] Qudriceps tendon의 횡축영상

1) 환자를 똑바로 눕히고, 탐촉자를 [그림 1]과 같이 슬개골 상단 부근에 위치시킨 후, 옆으로 길게 잡는다.

2) 슬개골 위쪽에서 Quadriceps tendon의 단면은 고에코의 타원형으로 보인다.

3) 고화질의 초음파 장비로는 rectus femoris, vastus lateralis, vastus medialis으로 이루어진 quadriceps tendon의 3개 층이 구별이 가능하지만, 이 보다 슬관절의 suprapatellar bursa내에 고여있는 joint effusion의 존재와 양을 평가하는 것이 임상적으로 더욱 중요하다.

Patellar Tendon Longitudinal

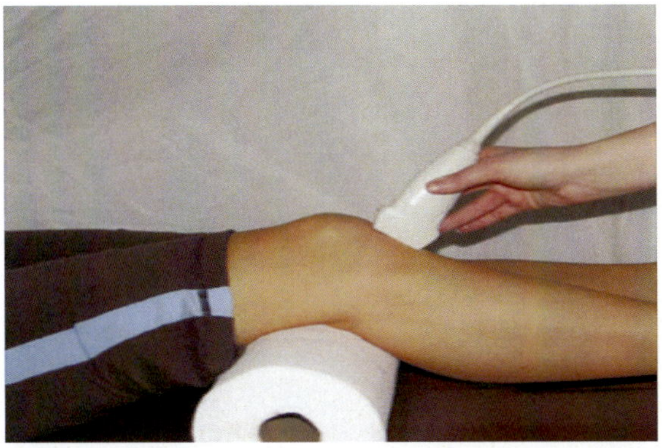

[그림 1] 환자를 똑바로 눕힌 후 위아래로 길게 잡고 슬개골 하단에 탐촉자를 위치시킨다.

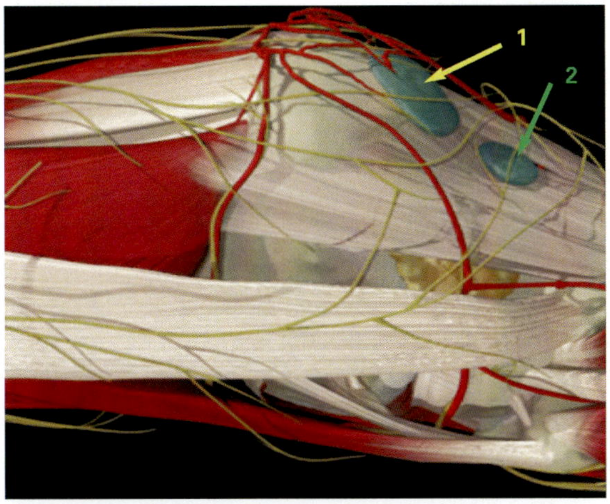

[그림 2] 1) Pre–patellar bursa, 2) Infra–patellar bursa

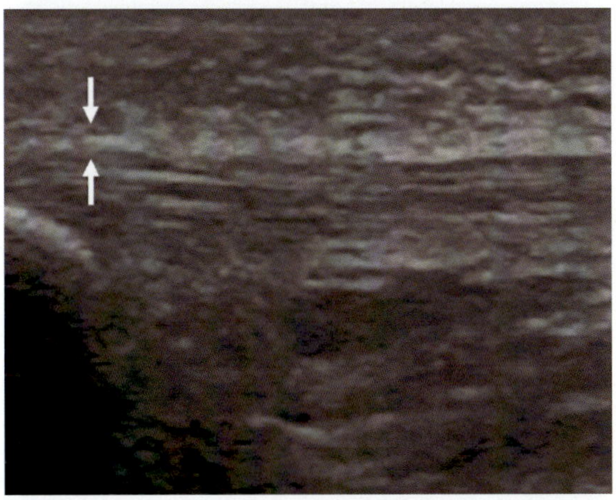

[그림 3] Patellar tendon의 횡축영상으로 화살표로 가리키는 저에코의 병변은 prepatellar bursa이다. 초음파 겔을 충분히 바르면 정확하게 표층의 bursa를 관찰할 수 있다.

1) 환자를 똑바로 눕힌 후 위아래로 길게 잡고 슬개골 하단에 탐촉자를 위치시키면, 슬개골건(Patellar tendon) 상부에 슬개골 하단의 bony cortex가 보인다.

2) 슬개건은 슬개골 하단에서 경골 조면(Tibial tuberosity)까지 보이는 고에코 구조물이다. 슬개골 아래쪽에는 infrapatellar fat pad가 보인다. 슬개골 아래쪽 피하지방층에 prepatellar bursa가 위치하고 초음파에서는 저에코의 얇은 띠모양으로 보인다[그림 3].

3) Subcutaneous bursa에 fluid는 탐촉자로 압박할 때 쉽게 눌리므로 젤을 두껍게 바르거나 되도록 탐촉자를 가볍게 잡고 피부에 압력을 가하지 않는다.

Patellar Tendon Longitudinal Ⅱ

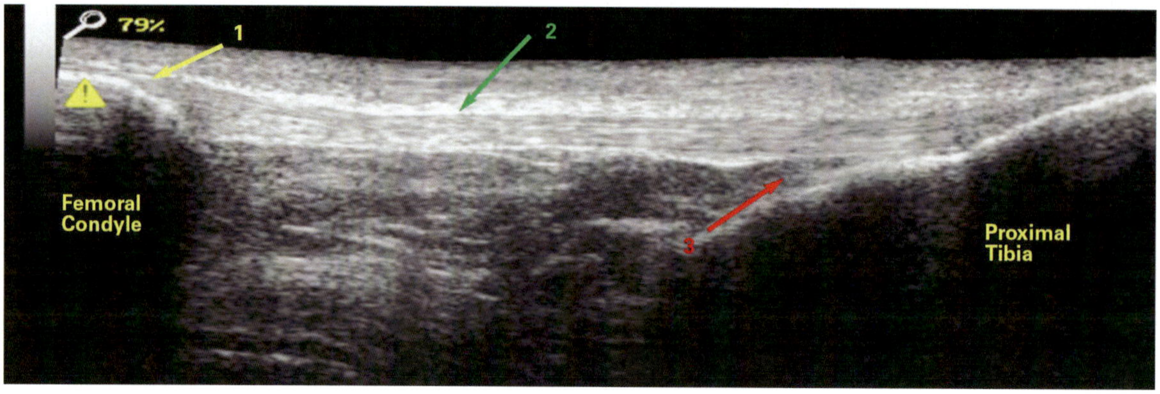

[그림 1] 정상적인 슬관절의 전방의 파노라마 영상으로 3가지 bursa를 보여주고 있다. Bursa는 잠재적인 공간으로 초음파 영상에서는 보이질 않는다. 1) Pre-patella, 2) Infrapatella, 3) Deep infrapatella

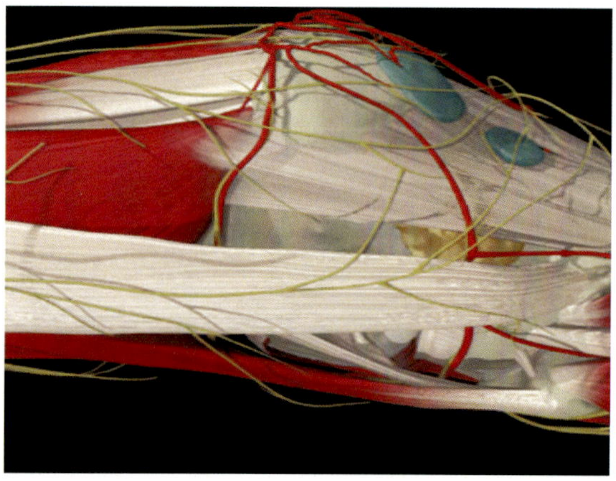

[그림 2] 정상적인 patella tendon의 시작과 부착부위를 나타내는 해부학적 모식도

슬개골 피하지방층에는 2개의 윤활낭(bursa)이 있는데 슬개골 앞쪽에 위치하는 것을 prepatellar bursa라고 하고 housemaid knee라고도 한다. 슬개골 아래쪽, patellar tendon앞 쪽에서 피하지방층에 보이는 것은 Infra bursa이다.

점프를 많이 하는 배구, 농구 선수들에서 pain을 동반하며 patellar tendon이 두꺼워 보일 수 있는데 이를 Jumper's knee라고 한다. Osgood-schlatter disease는 활동량이 많은 청소년기에 Patellar tendon이 경골에 부착되는 지점에 발생하고, tibial tuberosity의 2ndary ossification주위로 swelling되어 보이며 심한 통증을 호소한다.

Patellar Tendon Transverse

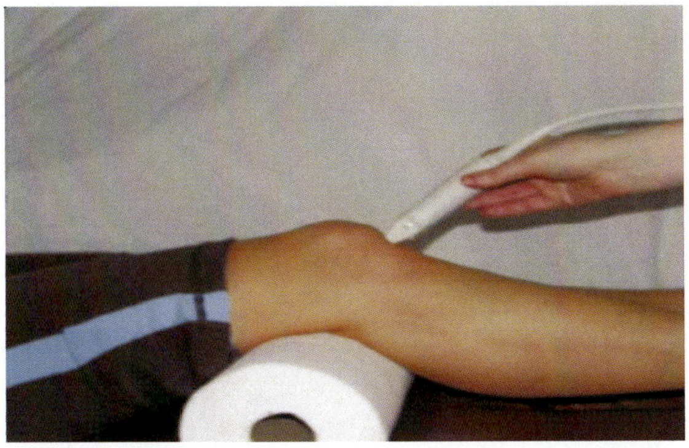

[그림 1] 환자를 똑바로 눕히고 무릎을 약간 구부린 상태에서, 탐촉자를 옆으로 길게 잡고 슬개골 바로 하단에 위치시킨다.

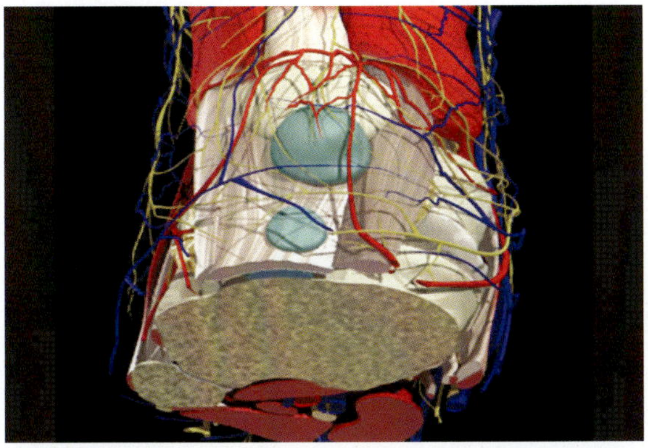

[그림 2] 피하조직에 위치하고 있는 2가지 bursa를 보여주고 있다. 이 중 원위부에 위치하는 것이 deep infrapatellar bursa이다.

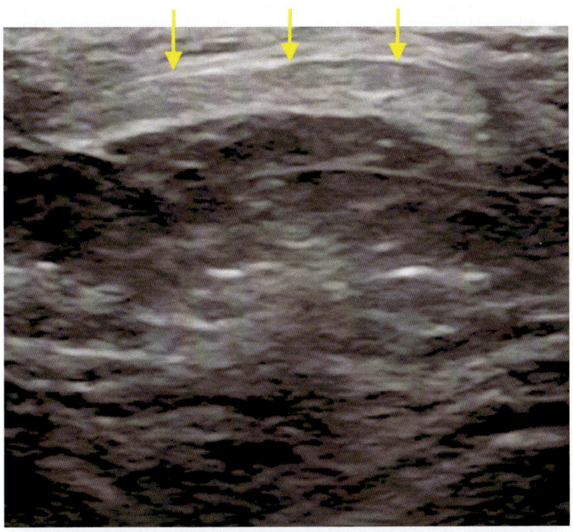

[그림 3] 슬개골건의 횡축영상으로 균일한 고에코로 보이며, 슬개골 건 뒤쪽에는 저에코의 조직내부로 점상의 고에코가 혼재되어 보이는 prepatellar fat pad가 관찰된다.

1) 환자를 그림과 같이 똑바로 눕히고 무릎을 약간 구부린 상태에서, 탐촉자를 옆으로 길게 잡고 슬개골 바로 하단에 위치시킨다.

2) 이 자세에서 슬개골건은 피부층 바로 아래에서 횡단면으로 보이게 된다. [그림 3]과 같이 슬개골 건 뒤쪽에는 저에코의 조직내부로 점상의 고에코가 혼재되어 보이는데 이것은 Prepatellar fat pad이다. Prepatellar fat pad는 병적인 상태가 아니면 정상적으로 보이지 않는다. Infrapaellar bursa편을 참조하기 바란다.

3) 슬개골건 뒤쪽으로 대퇴골의 trochlea와 이를 둘러싸고 있는 연골이 보인다.

Lateral Collateral Ligament(LCL) Longitudinal

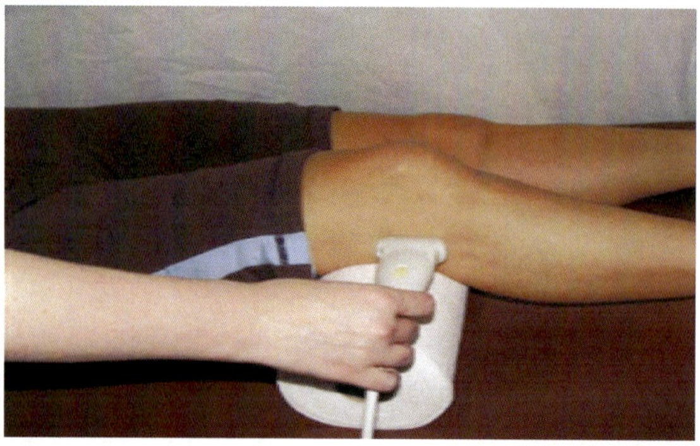

[그림 1] 환자를 똑바로 눕힌 상태에서 탐촉자를 IT band 아래쪽으로 이동시킨다.

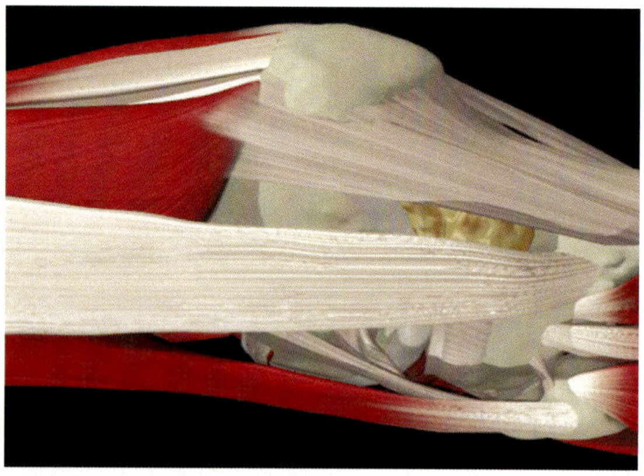

[그림 2] Biceps femorsis는 LCL를 위에서 덮고 있고 있다. 이 두개의 구조물 모두 비골두에 부착된다.

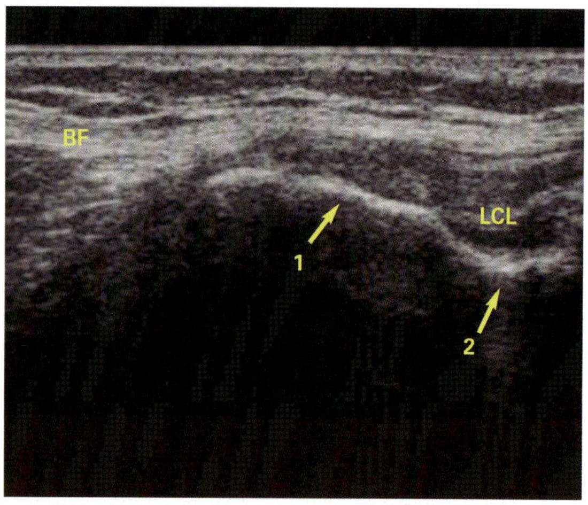

[그림 3] Bony landmark : 1) femoral condyle, 2) popliteal notch. LCL은 biceps femoris와 비교해 볼 때 심부에 위치하고 고에코로 보인다. 환자를 똑바로 눕힌 상태에서 무릎을 약간 내회전시킨다.

1) 무릎관절 바깥쪽에 탐촉자를 아래 위쪽으로 길게 위치시키면, Iliotibial band(IT band) 아래쪽에서 가장 잘 LCL을 볼 수 있다. 외측 femoral condyle과 popliteal notch 주위에서 쉽게 발견할 수 있다[그림 3].

2) 근위 비골두에 LCL과 biceps femoris가 부착되는데, LCL은 고에코로 보이는 biceps femoris 아래쪽에서 보인다[그림 3].

3) 일단 LCL을 찾았다면 인대를 따라 탐촉자를 이동시켜 비골 부착부위를 찾아본다. 많은 경우에 fibular head의 avulsion fracture 형태로도 올 수 있기 때문에 슬관절 손상시 주위깊게 살펴보아야 한다.

Lateral Collateral Ligament(LCL) Longitudinal

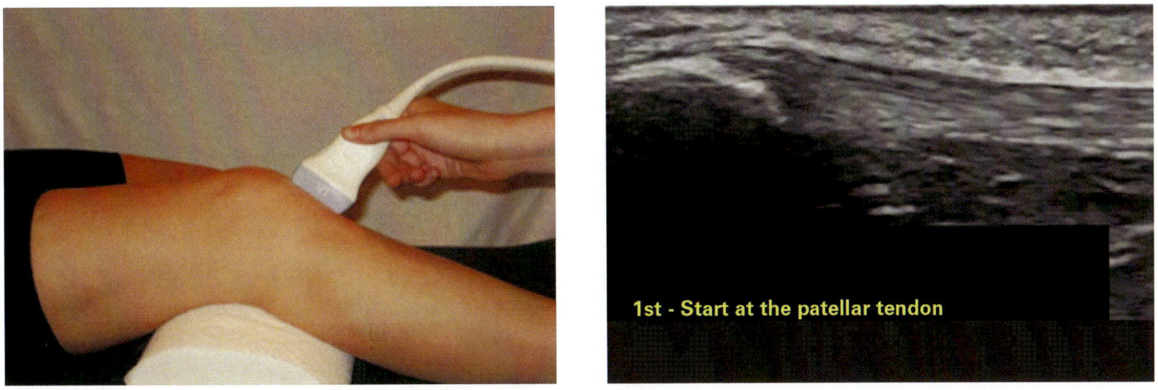

[그림 1] 먼저 비교적 두꺼운 슬개골 건의 상하로 탐촉자를 움직이면서, 연습을 해본다.

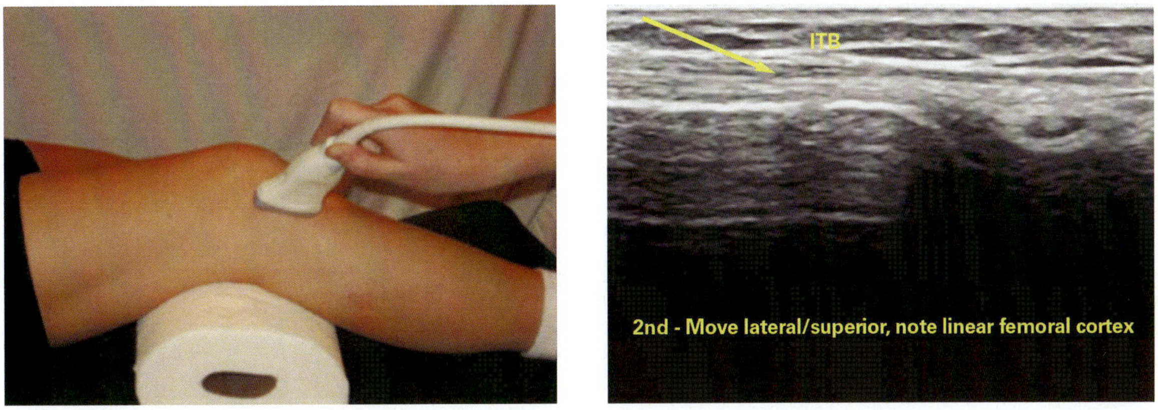

[그림 2] 탐촉자를 상외측으로 이동시켜 femoral condyle의 cortex가 일직선으로 보이게 되면, cortex위쪽으로 iliotibial band가 지나가는 것을 볼 수 있다.

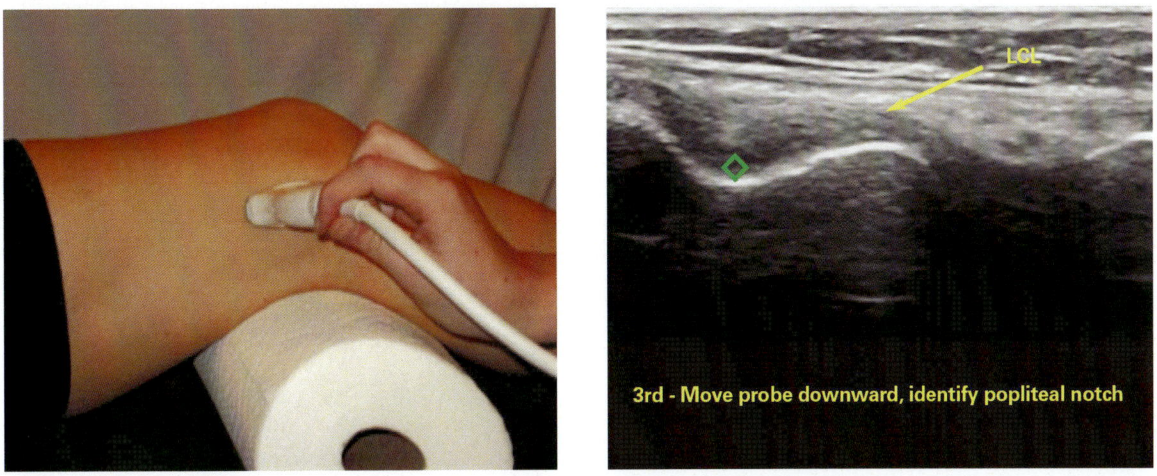

[그림 3] 더 외측으로 탐촉자를 움직이면 femoral condyle이 cortex의 경계가 함몰되어 보이는 데, 이 곳을 popliteal notch라고 한다. 이 곳에서 비골두방향으로 아래쪽으로 탐촉자를 이동시키면 고에코의 LCL을 찾을 수 있다.

Medial Collateral Ligament Longitudinal

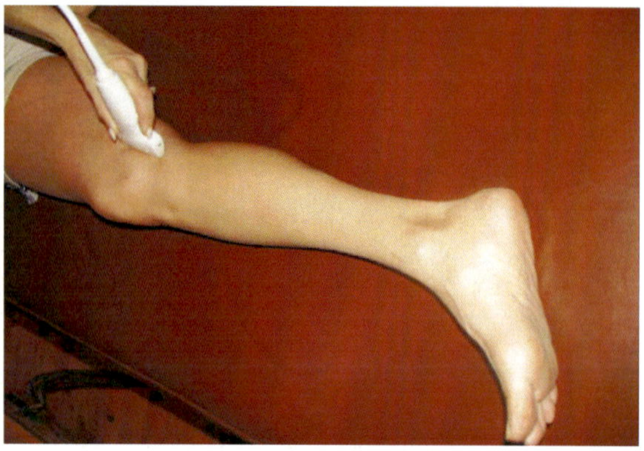

[그림 1] 환자를 똑바로 눕힌 후 무릎을 외회전 시킨다.

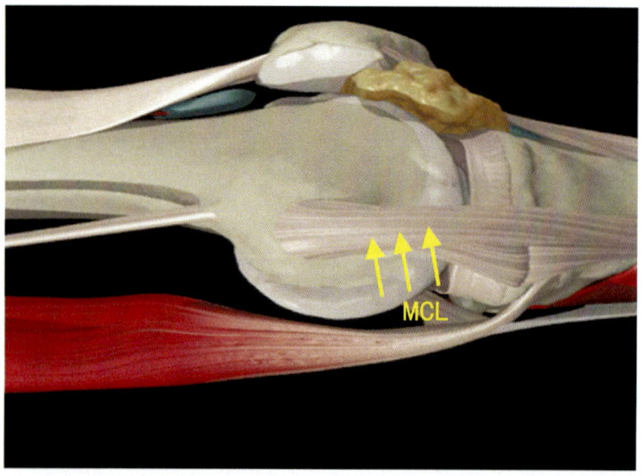

[그림 2] MCL은 평평하며 띠모양의 인대로 3개층으로 이루어져 있다.

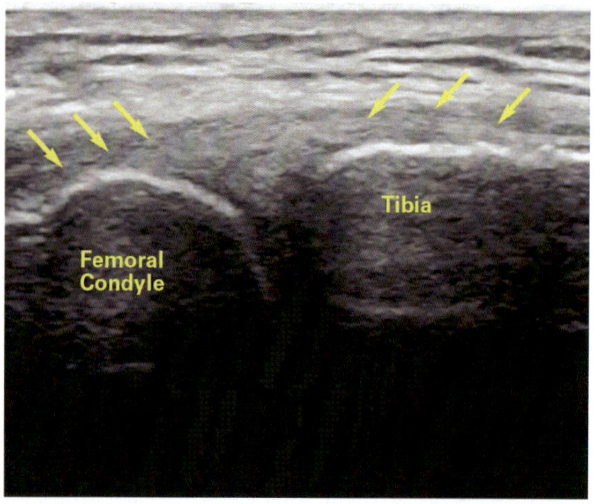

[그림 3] 내측 femoral condyle과 내측 tibial condyle을 연결하는 고에코의 MCL이 보인다.

1) [그림 1]과 같이 환자를 똑바로 눕히고 무릎을 외회전 시켜 무릎관절의 내측이 위쪽으로 오게 한다. 탐촉자를 아래위로 길게 잡고 관절의 중앙부위에 위치시킨다. 이 때 초음파에서 femoral condyle과 tibial condyle을 bony landmark로 삼는다.

2) MCL은 강하고 평평하며 띠 모양의 구조로 3개의 층으로 되어 있다. 이중 저에코로 보이는 superficial과 deep layer가 초음파 영상에서 볼 수 있다. deep layer는 meniscofemoral and meniscotibial extensions로 나뉘어 질 수 있는데 때로는 초음파 영상에서는 이 구조들을 구별할 수 없을 수도 있다.

3) MCL은 슬관절 아래쪽으로 5–7cm에 부착되는데 이 곳에서 Pes anserinus bursa가 생길 수 있다. 이 곳에는 정상적으로 semitendinous, gracilis, Sartorius tendon이 부착되고 이 아래쪽으로 MCL이 주행하는 것이 보인다.

Medial Collateral Ligament Longitudinal Distal Attachment

MCL 위쪽으로 지나가는 Pes Angerian Tendon과 혼돈하지 말자.

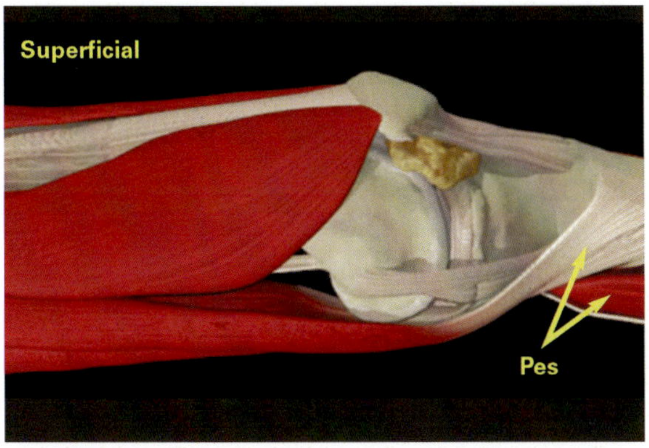

[그림 1]

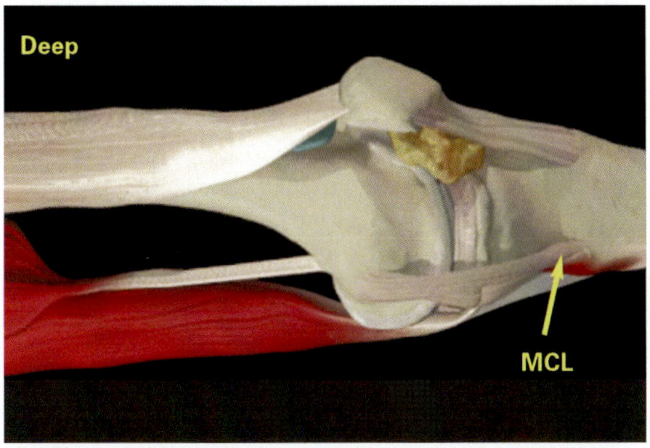

[그림 2]

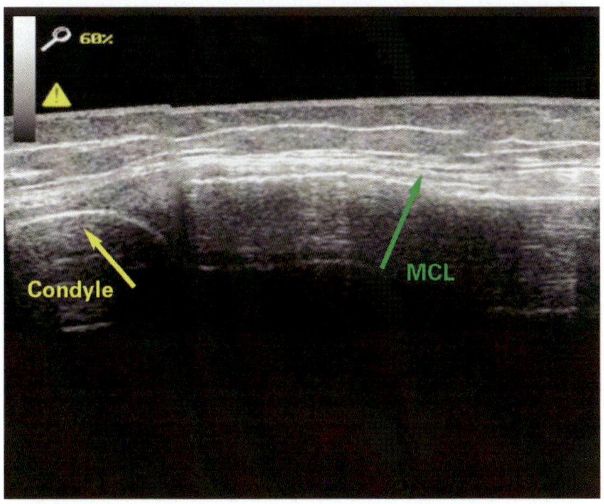

[그림 3]

1) [그림 1]에서와 같이 Semitendinous, gracilis, Sartorius tendon로 이루어진 Pes anserian tendon은 근위부 내측에 부착된다. 경골 부착 부위에서는 MCL의 위쪽으로 지나가게 된다[그림 2].

2) [그림 3]과 같이 초음파 영상에서 두꺼운 MCL이 경골에 직접 부착되는 것을 볼 수 있다. 얇은 띠모양의 Pes anserian tendon과 사이에 저에코의 선상 구조물이 보이는데 이것이 Pes anserine bursa이고 병적인 상태에서는 swelling 되어 보인다.

Lateral Meniscus Longitudinal Postero-lateral Approach

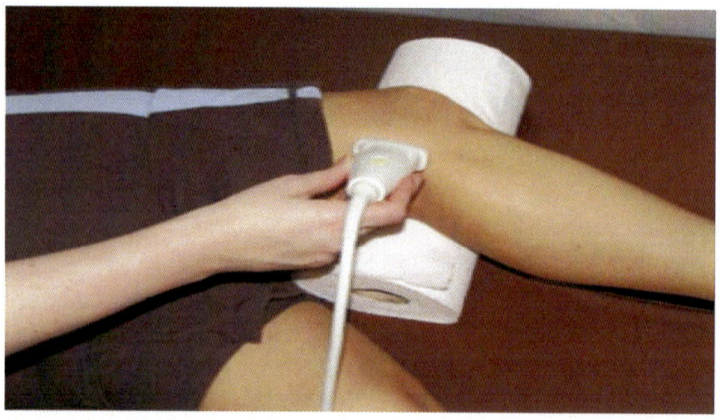

[그림 1] 그림과 같이 환자를 모로 눕게 하고 쿠션을 무릎관절 아래에 놓으면 자연스럽게 varus stress자세가 되어 외측 무릎관절 공간을 벌려주게 된다

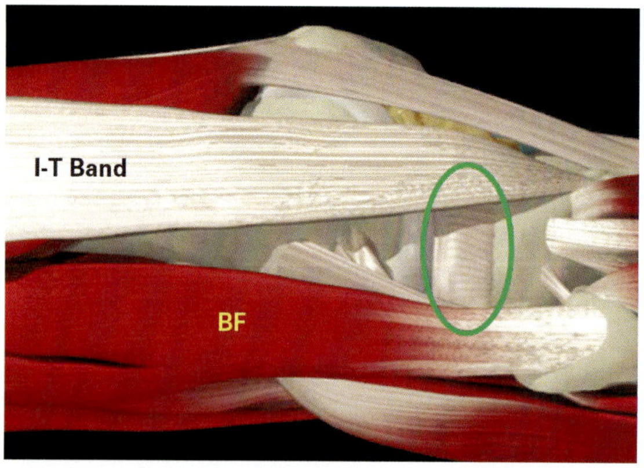

[그림 2] 그림의 녹색원 위치에 탐촉자를 위치시키거나 비골두 바로 외측에 탐촉자를 올려 놓게 되면 외측 반월연골이 보이게 된다.

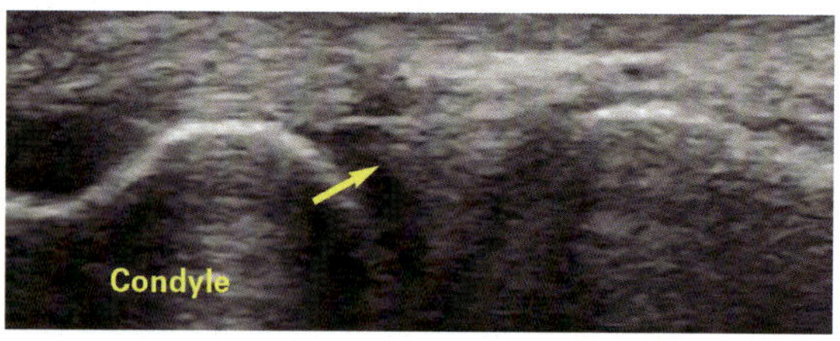

[그림 3] 무릎관절 내에 균일한 삼각형모양의 고에코을 보이는 반월연골이 보인다.

1) Lateral meniscus를 scan하기 위해서는 사진 [그림 1] 처럼 옆으로 돌아누운 상태에서 환자의 다리아래 쿠션를 받쳐서 자연스럽게 varus stress를 취하게 한다. 이러한 자세는 외측 무릎관절 공간을 벌려주게 되어 meniscus이 잘 보이게 된다.

2) 탐촉자를 knee의 후외측(Postero-lateral)에 약간 경사지게 longitudinal Plane으로 위치한다.

3) 탐촉자를 [그림 2]의 녹색원 위치에서 앞쪽으로 빔의 방향을 위치시키면 Biceps femoris tendon(이두박근)과 iliotibial tract(장경대) 사이에 간격을 두고 있는 외측 반월연골(Lateral meniscus)의 가장자리가 보인다.

4) 반월연골은 내측 무릎관절사이 사이 균일하게 고에코(hyperechoic)의 삼각형 모양이다. 정상적인 고에코의 반월연골 내부에서 무에코(anechoic)의 불균일한 라인을 보일 수 있는데 이는 반월 열상(meniscus tear)의 초음파 소견이다.

Medial Meniscus Longitudinal Postero-medial Approach

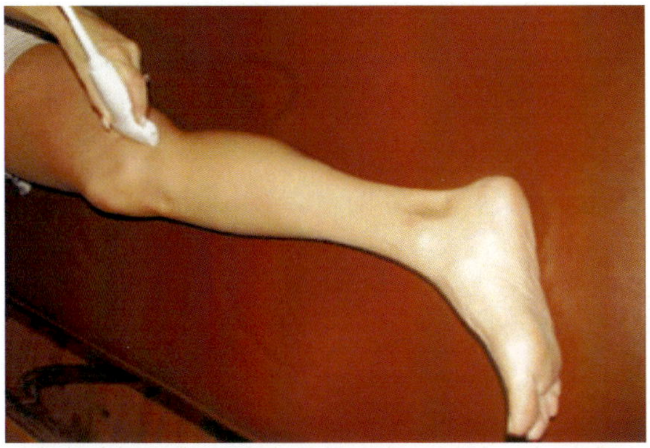

[그림 1] 환자를 바로 누운 자세(supine)에서 환자의 다리를 바깥쪽으로 회전시킨다.

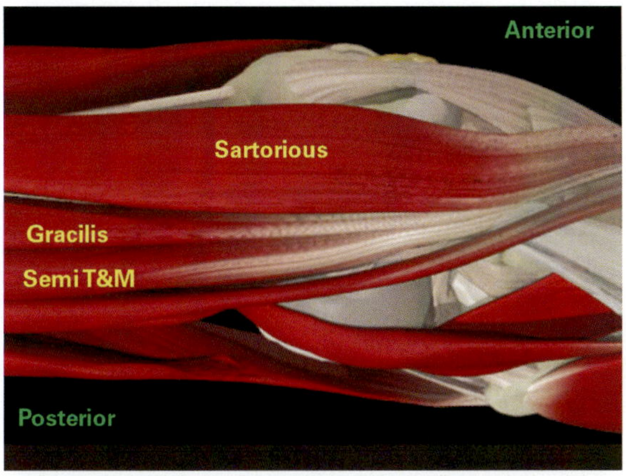

[그림 2] 반월 연골(Meniscus) 위쪽으로 보이는 근육(Muscle)

1) 환자가 바로 누운 자세(supine)에서 내측반월(medial meniscus)을 평가하기 위해 다리를 바깥쪽으로 회전시킨다.

2) 탐촉자를 무릎의 후내측(Postero-medial)방향에서 약간 경사지게 장축(longitudinal Plane)으로 위치시킨다. 초음파 빔은 뒤쪽에서 앞쪽(postero-anterior)으로 향하게 한다.

3) 내측반월(Medial meniscus)은 외측반월(Lateral meniscus)처럼 C자 모양의 연골(cartilage)로 만들어져 있다. 대퇴골(Femur)과 경골(Tibia)사이 균일한 고에코(hyperechoic)의 삼각형모양의 반월 연골(meniscus)이 보인다.

4) 반월 연골(Meniscus) 위쪽으로 보이는 근육(Muscle) 가장 표면쪽(superficially)에는 봉공근(Sarto-rius)이 보이고, 봉공근(Saltorius)바로 아래쪽 : 반막상근(Semimembranosus)이 보인다.

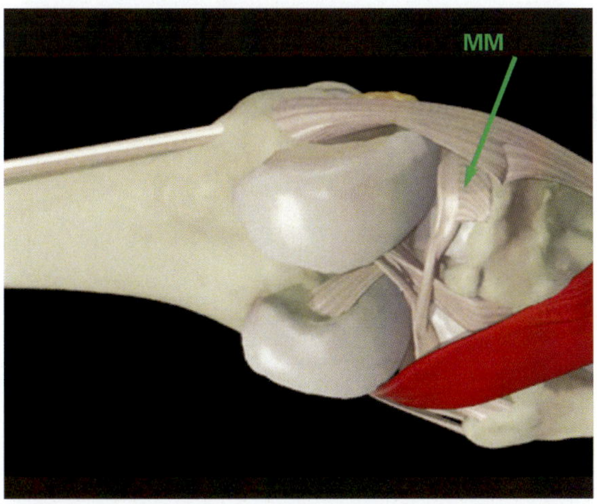

[그림 3] 반월 연골 바깥쪽에 있는 근육을 제거한 무릎 관절 내부

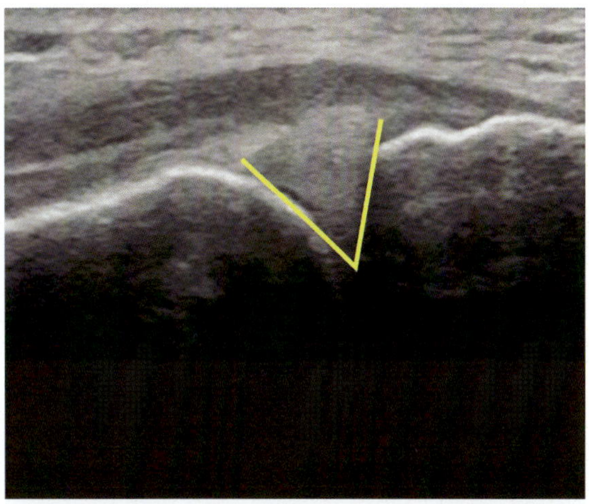

[그림 4] 내측 연골이 삼각형 모양으로 고에코의 구조물로 보인다.

Popliteal Fossa Transverse

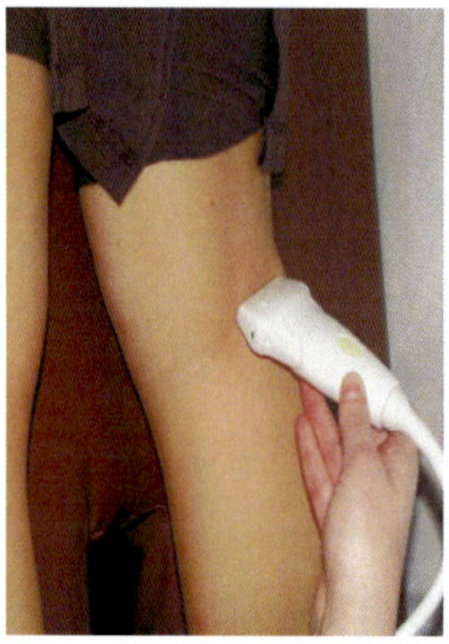

[그림 1] 슬와(Popliteal fossa)를 평가하기 위해서는 환자를 엎드려 누운 자세(prone)자세를 하게 한 뒤, 발등 위를 작은 쿠션으로 받치게 한다.

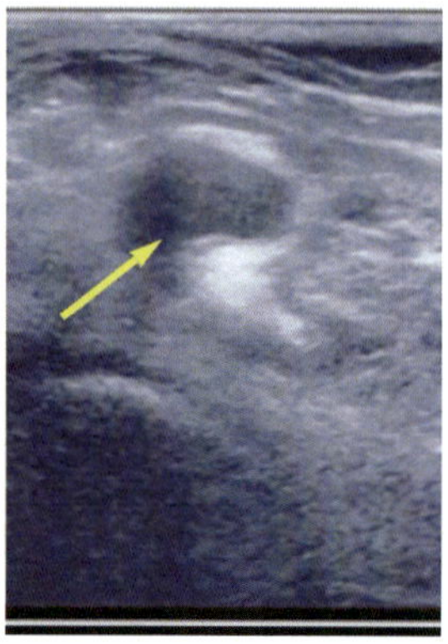

[그림 2] Baker cyst의 초음파 소견(화살표)

1) 슬와(Popliteal fossa)를 평가하기 위해서는 환자를 엎드려 누운 자세(prone)자세를 취하게 한다. 발등 위를 작은 쿠션으로 받치면 무릎 뒤쪽의 피부 주름을 펴주게 되어 이로 인한 artifact를 줄이는데 도움을 줄 수 있다. 이 때 탐촉자는 슬와(fossa)의 중앙에 슬관절과 평행하게 위치시킨다.

2) 슬와(Popliteal fossa) 근위부에 탐촉자로 위치 시키고 촬영을 하면 내·외측 대퇴골과(Medial & Lateral femoral condyle)가 중요한 랜드마크가 된다. 내측과 외측 비복근(medial & lateral head of gastrocnemius muscle)은 단면(cross section)으로 보여지게 된다.

3) Baker낭종은 내측비복근(medial gastrocnemius)과 반막상근(semimembranosus)사이에서 생긴다. 일반적으로 피하에서는 발견되지 않고, 심부에 위치한 근육 사이의 가장자리에서 보인다. Baker 낭종의 기시부를 "Neck"이라고 부른다. 초음파 검사 중에서 근육사이 기시부에서 발생한 Baker낭종을 확인한다[그림 2].

4) [그림 4]에서와 같이 더 위 쪽의 위치하는 타원형의(그리고 다소 내측으로 위치하는) 경골신경(tibial nerve)고 함께 맥동성이 있는 오금동맥(Popliteal artery)과 압박성을 갖는 정맥이 함께 보인다.

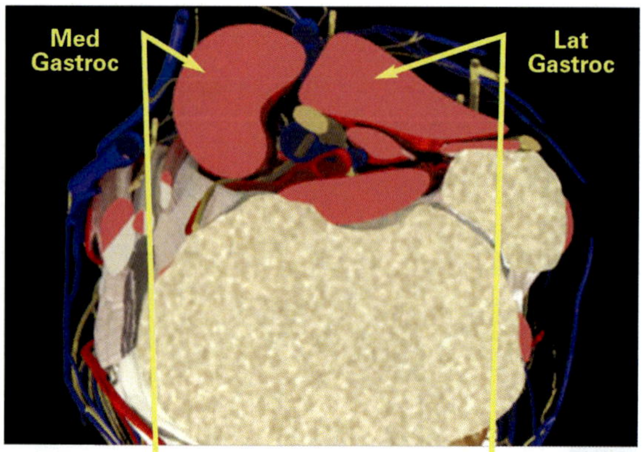

[그림 3]

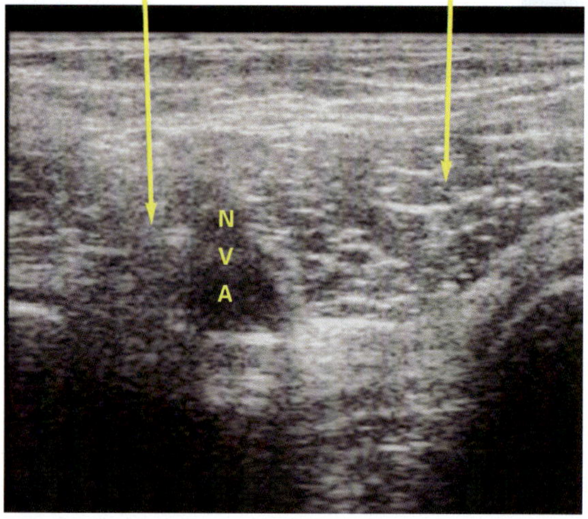

[그림 4] 그림 3과 같이 근위 경골 부위에서 탐촉자를 횡축으로 위치하여 얻은 초음파 소견에서 내측비복근(medial gastrocnemius)과 외측비복근(lateral gastrocnemius)이 보인다. N : 경골신경, V : 오금정맥(Popliteal vein), A : 오금동맥(Popliteal artery)

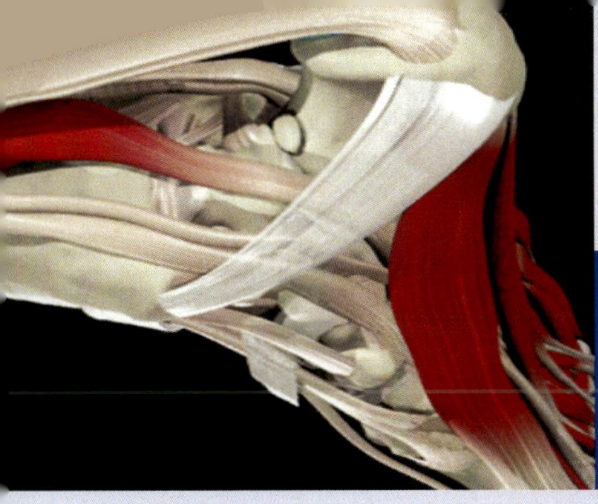

The Ankle and Foot

- Ankle : Anterior Longitudinal Medial of True Midline
- Ankle : Anterior Longitudinal At True Midline
- Ankle : Anterior Transverse
- Ankle : Antero-Lateral Anterior Talo-Fibular Ligament
- Ankle : Anterior-Lateral Tibio-Fibular Ligament
- Ankle : Peroneal Tendon Posterior to Lateral Malleolus
- Ankle : Peroneal Tendons Dynamic/Stress View
- Tarsal Tunnel : Posterior Medial Malleolus 횡축영상
- Tarsal Tunnel : Posterior Medial Malleolus 종축영상
- Flexor Hallucis 종축영상
- Achilles Tendon Longitudinal
- Achiless Tendon의 종골 부착부위에서의 종축영상
- 아킬레스건의 횡축영상
- 족저근막(Plantar Fascia) 종축영상
- Distal Plantar Foot
- Distal Platar Foot 횡축영상 발가락 사이 통증 및 신경종

Ankle : Anterior Longitudinal Medial of True Midline

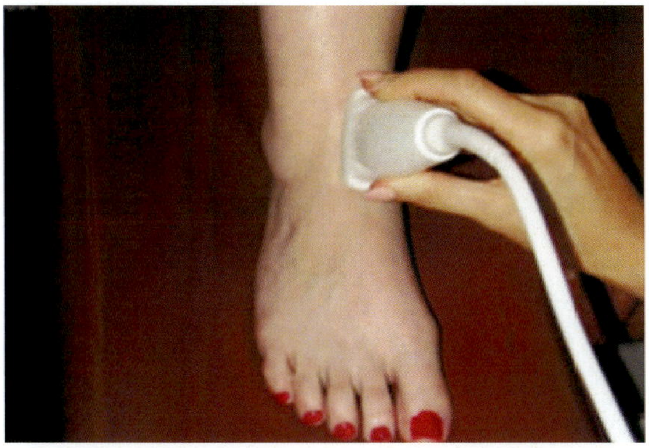

[그림 1] 환자는 바로 누운 자세(supine)에서 무릎을 구부리고 발바닥을 검사 테이블 위에 편평하게 두게 한다. 이 때 발목을 들어올리거나 내리는 동작을 하지 않게 한다.

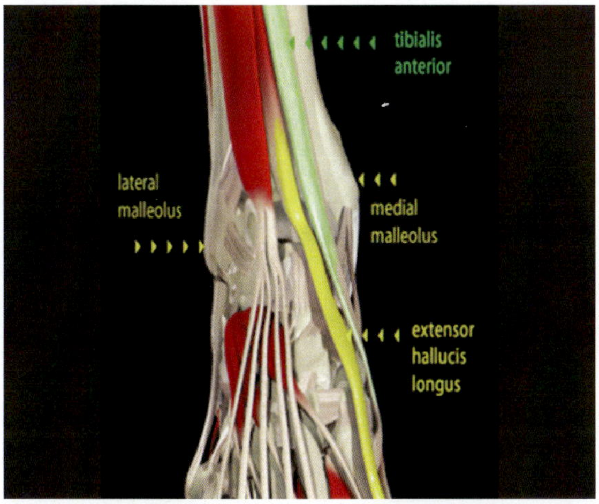

[그림 2] 장무지신근(extensor hallucis longus)와 전경골건(tibialis anterior tendon)은 나란하게 주행하고 있고 이들을 구별하려면, 첫번째 발가락을 손으로 움직였을 때 움직임이 있는 구조물을 관찰하면 된다.

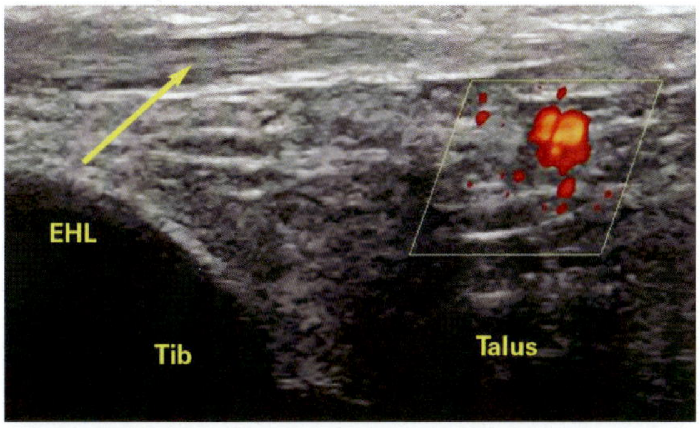

1) 환자는 바로 누운 자세(supine) 에서 무릎을 구부리고 발바닥을 검사 테이블 위에 편평하게 두게 한다. 이 때 발목을 들어올리거나 내리는 동작을 하지 않게 한다. 탐촉자는 그림 1에서와 같이 아래위로 길게 잡고 발목 관절의 중앙선에서 내측, 즉 내측복사골의(medial malleolus) 앞쪽으로 위치하게 한다. 이렇게 하면 경골거골관절(Tibio-talar joint)의 내측이 보이게 된다.

2) [그림 2]에서 나타나듯이 장무지신근(extensor hallucis longus)와 전경골건(tibialis anterior tendon)은 나란하게 주행하며 발목 관절아래쪽으로 내려간다. 전경골건(Tibialis anterior tendon)은 장무지신근(extensor hallucis longus)보다 내측에 위치하고 약간 위쪽에 있다. 초음파 검사 중 위 두개의 건 중에서 장무지신근(extensor hallucis longus)구별하려면, 첫 번째 발가락을 손으로 움직였을 때 다른 건과 달리 움직임이 있는 구조물을 관찰하면 된다.

3) 위 두개의 건(tendon)의 손상은 흔하지는 않지만, 이들의 손상 여부를 평가하기 위해서는 건섬유소(tendon fiber)의 연속성을 평가하고 tendon sheath와 joint capsule 내 fliud가 있는지 유무를 반드시 조사해야 한다.

[그림 3] 경골거골관절(Tibio-talar joint) 내측의 초음파 소견. 이 위치에서 신근지대(extensor retinaculum)는 보이지 않는다. 다발성 섬유성의 장무지신근(extensor hallucis longus)이 사진 가장 위쪽에서 보인다. 컬러 도플러에서 외측 족근 동맥(lateral tarsal artery)이 발목관절 하방에서 장무지신근(extensor hallucis longus) 아래 쪽에 위치하고 있는 것을 확인 할 수 있다.

Ankle : Anterior Longitudinal At True Midline

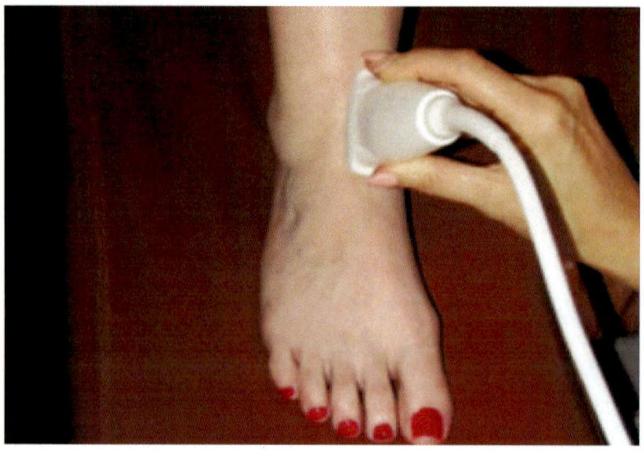

[그림 1] 환자는 바로 누운 자세(supine)에서 무릎을 구부리게 한다. 이때 발목을 들어올리거나 내리는 동작을 하지 않게 한다.

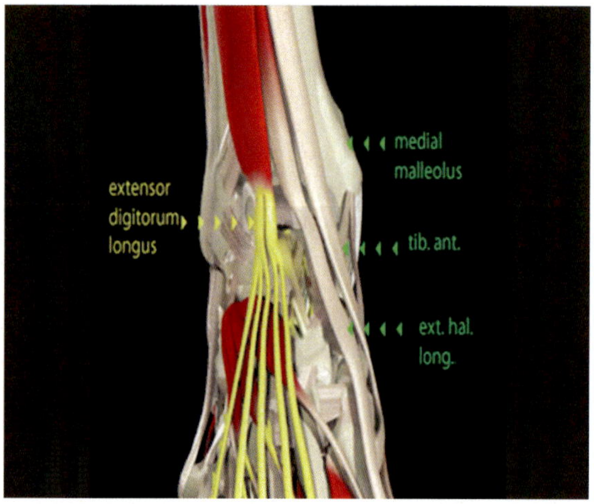

[그림 2] 장지신건(extensor digitorum longus tendon)의 가장 두꺼운 부분은 신근지대(extensor retinaculum) 바로 아래쪽을 지나가는 곳이다. 신근지대(extensor retinaculum)는 그림에서 보이지 않는다.

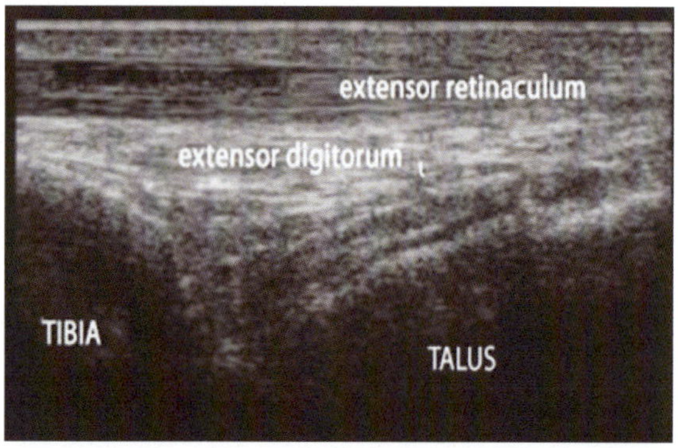

[그림 3] 경골거골관절(Tibio–talar joint)의 종축영상소견. 신근지대(extensor retinaculum)은 장지신건(extensor digitorum longus tendon)보다 위쪽에서 보이고, 상대적으로 저에코로 보인다.

1) 환자는 바로 누운 자세(supine) 에서 무릎을 구부리고 발바닥을 검사 테이블 위에 편평하게 두게 한다. 이때 발목을 들어올리거나 내리는 동작을 하지 않게 한다. 탐촉자는 [그림 1]에서와 같이 아래위로 길게 잡고 발목 관절의 중앙선에 위치하게 한다. 이렇게 하면 경골거골관절(Tibio-talar joint)의 중앙 정면이 보이게 된다.

2) 장무지신근(extensor hallucis longus)은 발목 관절 근처에서 근육이 건으로 바뀌게 되면서 장무지신근(extensor digitorum longus[EDL])의 외측에 위치하면서 나란히 아래쪽으로 주행하며 발목관절의 앞쪽을 지나게 된다[그림 2].

3) 장지신건(extensor digitorum longus tendon)은 신근지대(extensor retinaculum) 보다 아래쪽에서 보이고, 신근지대(extensor retinaculum)보다 더 고에코(echogenic/brighter)로 보인다[그림 3].

Ankle : Anterior Transverse

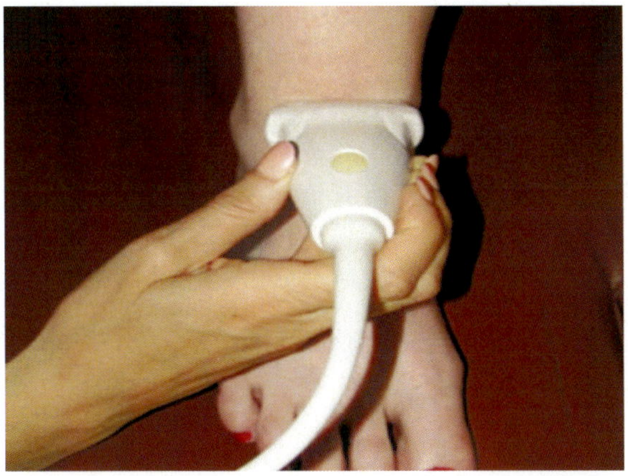

[그림 1] 환자는 바로 누운 자세(supine)에서 무릎을 구부리고, 발목을 들어올리거나 내리는 동작을 하지 않게 한다. 탐촉자는 그림과 같이 옆으로 길게 잡는다.

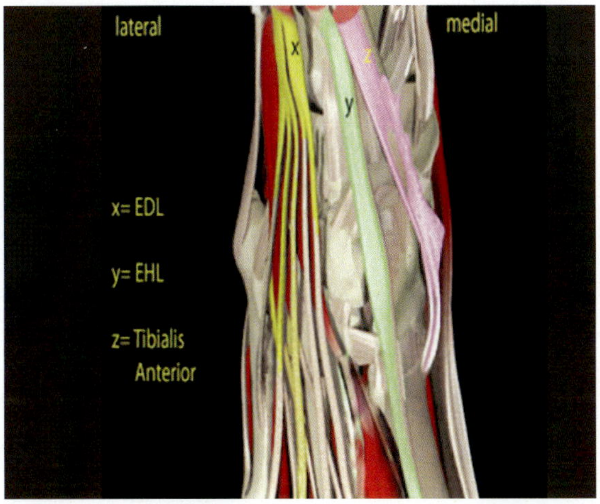

[그림 2]

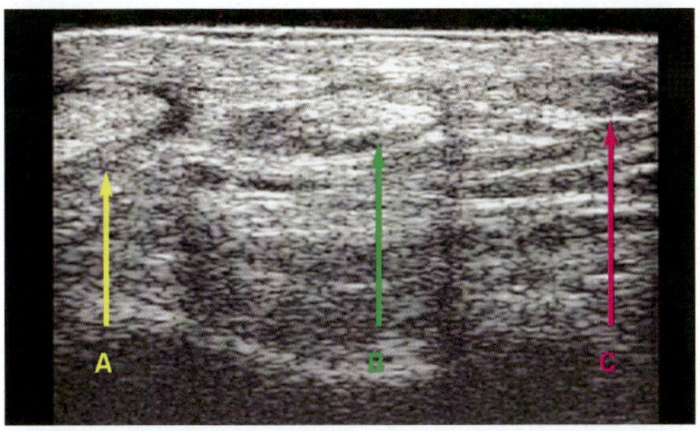

[그림 3] 그림 2에서 그려진 선대로 scan하면, 발목관절 앞쪽에 3개의 3개의 타원형의 구조물인 장지신건(extensor digitorum longus tendon)(A), 장무지신근(extensor hallucis longus)(B), 전경골건(tibialis anterior tendon)(C)이 외측에서부터 내측으로 보인다.

1) 환자는 바로 누운 자세(supine) 에서 무릎을 구부리고 발바닥을 검사 테이블 위에 편평하게 두게한다. 이때 발목을 들어올리거나 내리는 동작을 하지 않게 한다. 탐촉자는 발목관절 앞쪽으로 위치하게 하고 [그림 1]에서와 같이 옆으로 길게 잡는다.

2) 3개의 타원형의 구조물인 장지신건(extensor digitorum longus tendon), 장무지신근(extensor hallucis longus), 전경골건(tibialis anterior tendon이 외측에서부터 내측으로 보인다[그림 2].

3) 경골거골관절(tibio-talar joint) 내의 관절 연골은 선형의 무에코로 보인다. 하지만 연골의 3mm보다 더 크게 측정되면 관절의 삼출물(Effusion)로 추정할 수 있는 초음파학적 근거가 될 수 있다.

Ankle : Antero-Lateral
Anterior Talo-Fibular Ligament

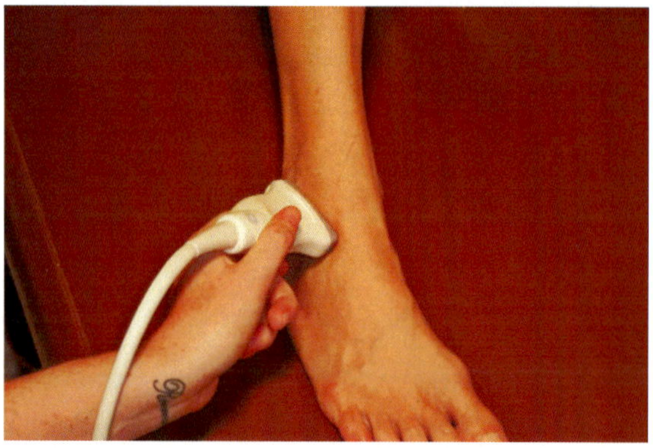

[그림 1] 환자는 바로 누운 자세(supine)에서 무릎을 구부리고 발바닥을 검사 테이블 위에 편평하게 두게 한다. 탐촉자를 [그림 1]에서와 같이 아래위로 길게 잡고 외측으로 비스듬히 경사지게 잡는다.

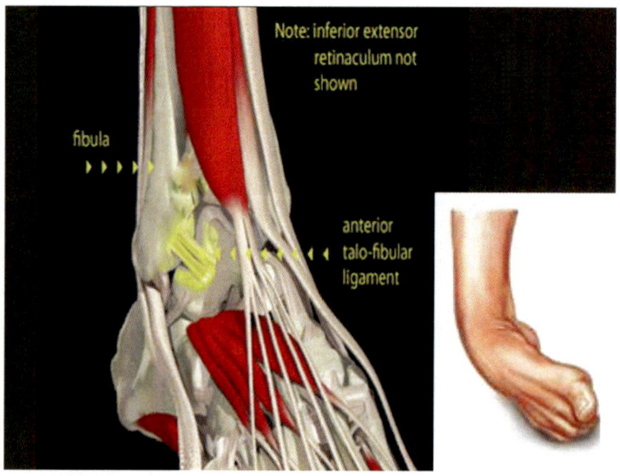

[그림 2] 그림에서 노란색으로 표시된 전거비인대(anterior talo-fibular ligament)가 관절방향에 대해 비스듬히 주행하기 때문에 이에 맞게 탐촉자의 방향을 조정해야 한다.

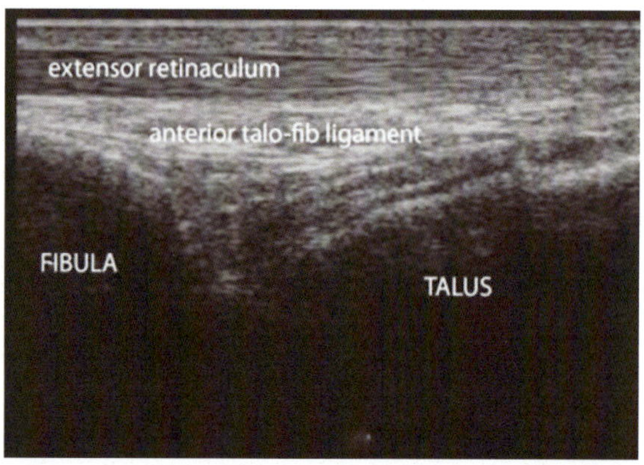

[그림 3] 전거비인대(anterior talo-fibular ligament)는 신근지대(extensor retinaculum)보다 아래 위치하고 있고, 비골과(Fibular malleolus)는 거비관절(Talo-Fibular joint)를 보기 위한 중요한 랜드마크가 된다.

1) 환자는 바로 누운 자세(supine)에서 무릎을 구부리고 발바닥을 검사 테이블 위에 편평하게 두게 한다. 이때 발목을 들어올리거나 내리는 동작을 하지 않게 한다. 탐촉자를 [그림 1]에서와 같이 아래위로 길게 잡고 거비인대(Talo-Fibular ligament)의 주행방향과 평행하게 하기 위해 외측으로 비스듬히 경사지게 잡는다. 비골과(Fibular malleolus)는 거비관절(Talo-Fibular joint)를 보기 위한 중요한 랜드마크가 된다[그림 1].

2) 전거비인대(anterior talo-fibular ligament)는 신근지대(extensor retinaculum)보다 깊이 위치하고[그림 3], 아래쪽의 anterior joint capsule과 연결되며 관절강(joint space)안으로 합쳐진다.

3) 전거비인대(anterior talo-fibular ligament)은 발목 측면인대(ankle collateral ligament)중 inversion injury에 가장 약하고 가장 흔히 파열된다.

Ankle : Anterior-Lateral Tibio-Fibular Ligament

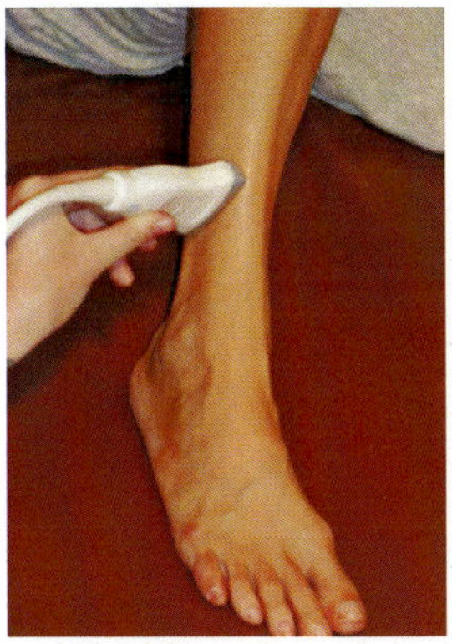

[그림 1] 환자는 바로누운자세(supine)에서 무릎을 구부리게 하고, 탐촉자를 그림과 같이 전상방으로 비스듬히 경사지게 잡는다.

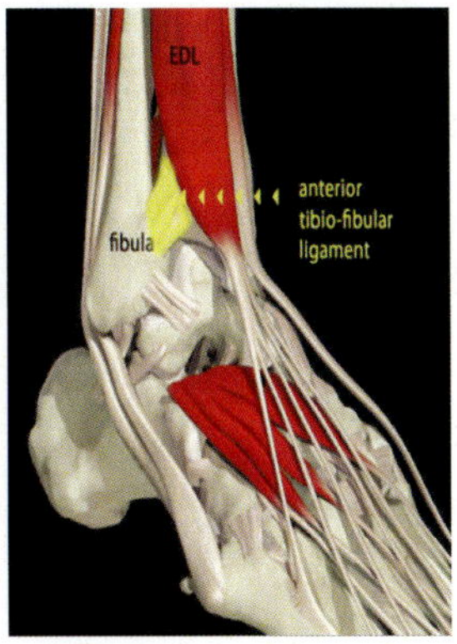

[그림 2] 전경비인대(anterior tibio-fibular ligament)는 장지신건(extensor digitorum longus tendon)에 위치하고 경골과 비골을 연결하는 interosseus ligament 이다. 비골에서 경골사이에서 전상방으로 주행한다.

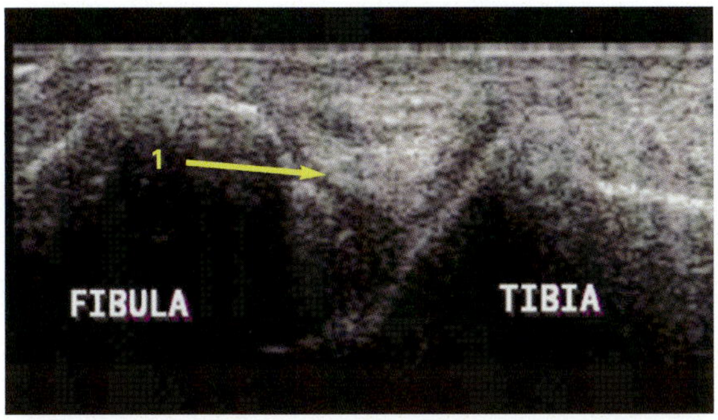

[그림 2] 전경비인대(anterior tibio-fibular ligament)가 비골두에서 전상방으로 탐촉자를 비스듬하게 두면 초음파 빔은 인대섬유소(Ligament fibers)에 수직으로 투과하게 되어 선명한 고에코의 인대를 관찰할 수 있다.

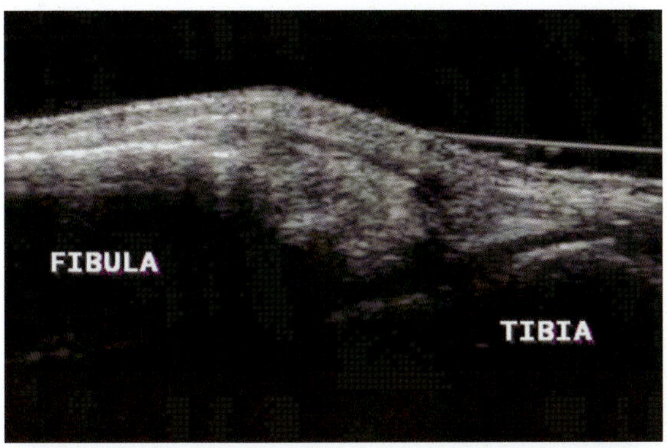

[그림 3] 초음파용 패드를 이용하면 표면에 위치해 있는 전경비인대(anterior tibio-fibular ligament)를 초음파에서 선명하게 관찰할 수 있다.

1) 환자는 바로 누운 자세(supine) 에서 무릎을 구부리고 발바닥을 검사 테이블 위에 편평하게 두게 한다. 이때 발목을 들어올리거나 내리는 동작을 하지 않게 한다. 탐촉자를 그림 1에서와 같이 아래위로 길게 잡고 전경비인대(anterior tibio-fibular ligament)의 주행방향과 평행하게 하기 위해 전상방으로 비스듬히 경사지게 잡는다[그림 1].

2) 노란색으로 표시된 전경비인대(anterior tibio-fibular ligament)가 비골두에서 전상방으로 경골과 부착된다. 이 인대와 평행하게 탐촉자를 비스듬하게 두면 초음파 빔은 인대섬유소(Ligament fibers)에 수직으로 투과하게 되어 선명한 고에코의 인대를 관찰할 수 있다[그림 2, 3].

3) 외측 발목 염좌(lateral ankle sprain)의 손상기전은 내번(inversion)과 더불어 외회전(external rotation) 하는 것이다.

Ankle : Peroneal Tendon Posterior to Lateral Malleolus

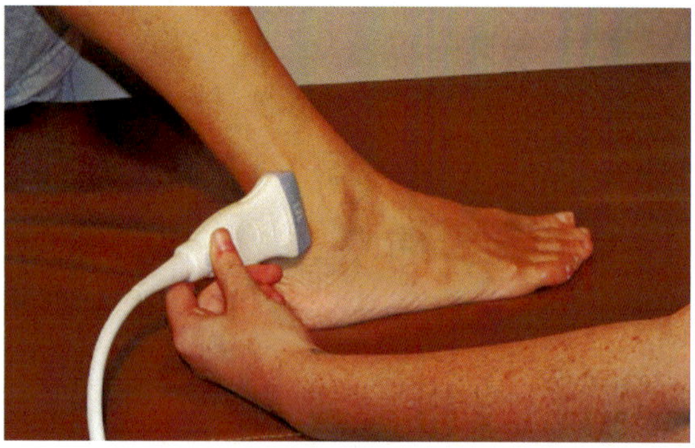

[그림 1] 자의 발은 검사테이블 위에 편평하게 두고 무릎을 구부리게 한다. 탐촉자를 외측과(lateral malleolus) 바로 뒤에 놓고 초음파 빔을 뒤에서 앞으로 각도를 주어 위치시킨다.

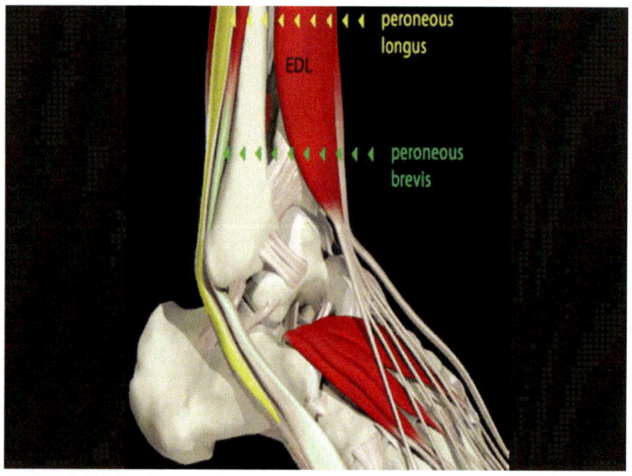

[그림 2] 비골근은 나란히 발목관절아래로 주행하고 장비골건(Peroneous longus tendon)가 단비골건(Peroneous brevis tendon)보다 위쪽에 위치에 있다.

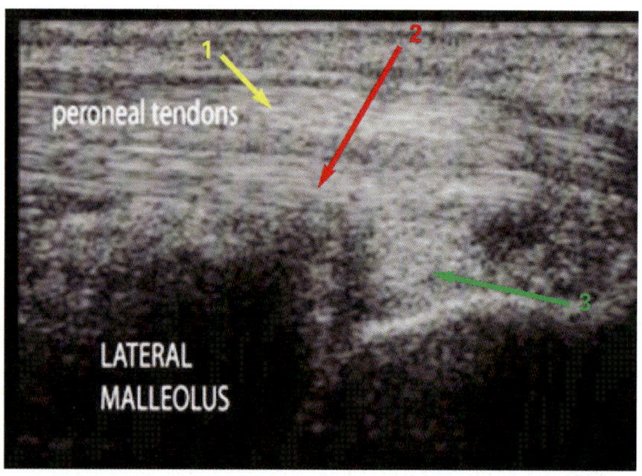

[그림 3] 발목을 바깥쪽으로 외번시키면 비골두장비골건(Peroneous longus tendon) (1)과 단비골건(Peroneous brevis tendon) (2)을 쉽게 관찰할 수 있다. 종비인대(Calcaneo– fibular ligament) (3)는 단비골건(Peroneous brevis tendon)보다 아래쪽에 보여진다[그림 3].

1) 발은 검사테이블 위에 편평하게 둔다. 발을 신전(extension)하거나 외번(eversion)하지 않게 주의한다. 탐촉자를 [그림 1]과 같이 장축(longitudinal plane)으로 잡고, 탐촉자를 외측과(lateral malleolus) 바로 뒤에 놓고 초음파 빔을 뒤에서 앞으로 각도를 주어 위치시킨다.

2) 비골건(Peroneal tendon)은 종아리 근육의 외측구획에서 가장 큰 건(tendon)이다. 장비골건(Peroneous longus tendon)가 단비골건(Peroneous brevis tendon)보다 위쪽에 위치에 있고, 종비인대(Calcaneo- fibular ligament)는 단비골건(Peroneous brevis tendon)보다 아래쪽에 원형구조물의 고에코로 보여진다[그림 3].

3) 비골건(Peroneal tendon)을 보려면 발을 외번(eversion)시킨다(바깥쪽으로 돌려준다). 그리고 발바닥을 아래로 구부리게 한다. 반복되는 발목 관절의 내번(inversion) 손상으로 인해 발등의 지지대 이완(retinatulum laxity)이 되고, 비골건(Peroneal tendon)의 만성 아탈구(chronic subluxation)와 단비골건(Peroneous brevis tendon)의 파열이 올 수 있다.

Ankle : Peroneal Tendons
Dynamic/Stress view

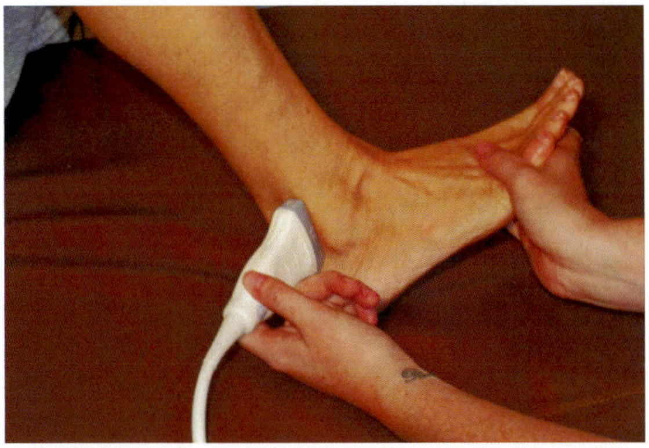

[그림 1] 검사자의 손으로 발목을 약간 위로 올리면서 외전(Eversion stress)시킨다.

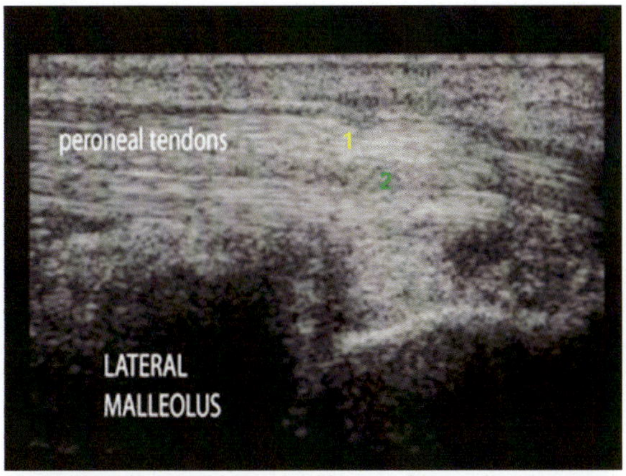

[그림 2] 장비골건(Peroneous longus tendon) (1)가 단비골건(Peroneous brevis tendon) (2)보다 위쪽에 위치에 있다.

1) 검사자의 손으로 발목을 약간 외전 (Eversion stress)시키면 비골 건(peroneal tendons)의 간질 열상(interstitial tears)도 쉽게 관찰 할 수 있다.

2) 측입방골(lateral cuboid), 5번째 종족골(5th metatarsal)이 골피질의 파열은 긴장골절(stress fracture)을 때문에 생길 수도 있다. 긴장골절은 운동선수 부상자들에게서 "Twisting type"으로 불려지기도 하지만 당뇨환자, 즉 charcot's 신경병증의 환자에서도 올 수 있다.

3) 발목 손상 후에 환자가 특정한 근무력(muscle weakness)을 호소한다면, 비골근 중에서 더 위쪽에 있는 장비골건(Peroneal longus tendon)의 파열일 가능성이 높다.

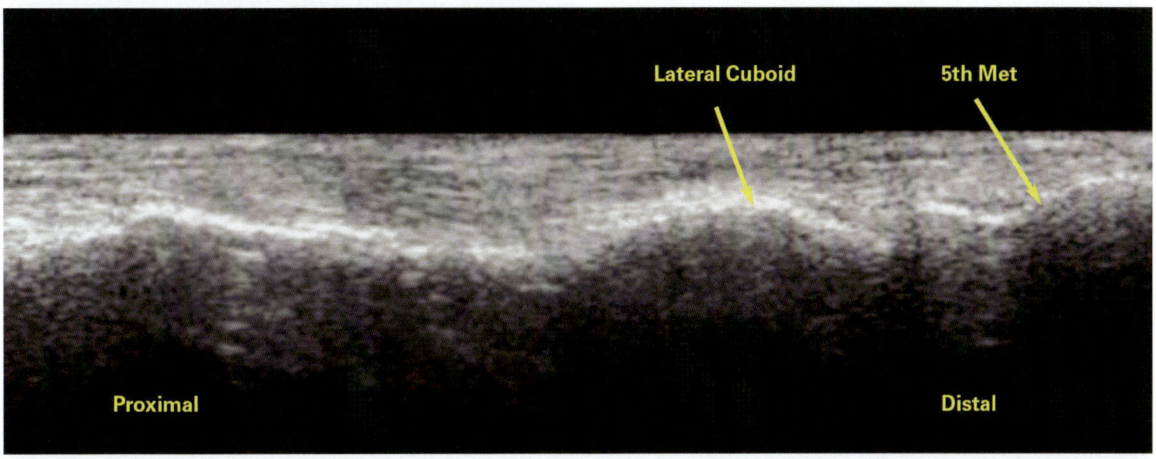

[그림 3] 파노라마 뷰(panorama view)기능을 이용하면 단비골건(Peroneous brevis tendon)의 전체 적인 영상을 얻을 수 있고, 사진 처럼 6cm 가량의 영상을 얻으면, 건의 주행과 5번째 종족골로 부착부위까지 추적 관찰할 수 있다. 이를 이용하여 건의 부착 부위의 건열골절(avulsion fracture), 긴장골절 및 건의 종축 파열(splitting tear)를 볼 수 있다.

Tarsal Tunnel : Posterior Medial Malleolus 횡축영상

Tibialis Posterior, Flexor Digitorium, Tibial Nerve, Flexor Hallucis

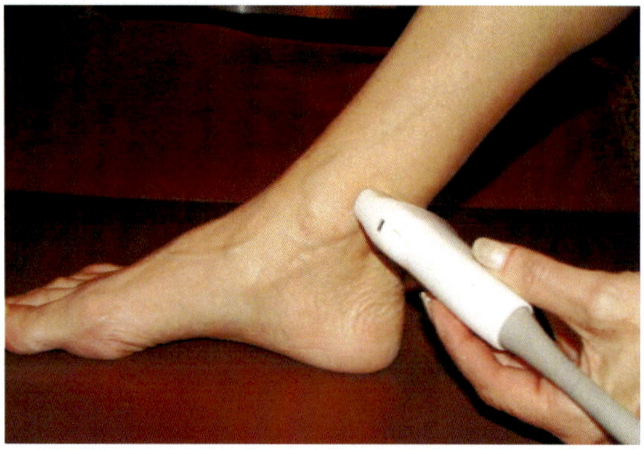

[그림 1] 환자의 발은 검사테이블에 편평하게 놓게 하거나 혹은 무릎을 외회전(External rotation)시키면서 신전(extension)시킨다.

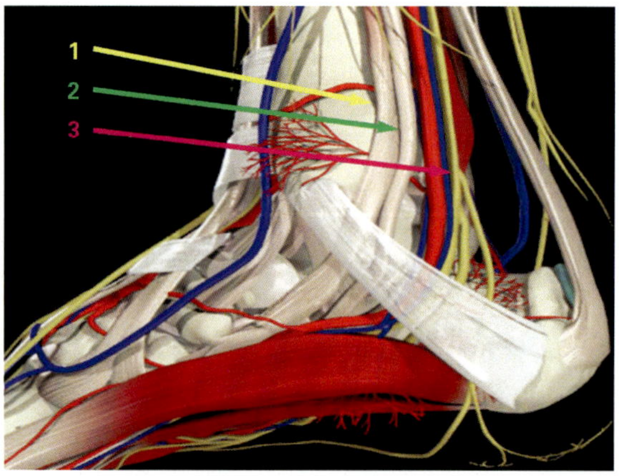

[그림 2] 앞쪽부터 뒤쪽으로 후경근건(tibialis posterior tendon) (1), 지굴근건(flexor digitorium tendon) (2), 후경골신경(posterior tibial nerve) (3)이 보인다. 장무지굴근건(Flexor Hallucis longus)은 혈관구조물 아래쪽에 위치하고 있다(그림에서는 보이지 않음).

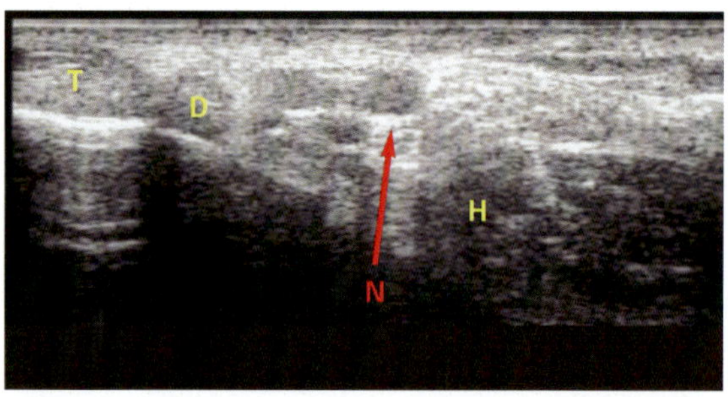

[그림 3] T : 후경근건(tibialis posterior tendon), D : 지굴근 건(flexor digitorum tendon), N : 신경 (nerve)
Tom, Dick and Harry의 앞글자를 따서 암기하면 도움이 된다.
D 와 N사이에 위치한 혈관과 신경조직은 마치 미키마우스 모양으로 보인다.

1) 환자의 발은 검사테이블에 편평하게 놓게 하거나 혹은 무릎을 외회전(External rotation)시키면서 신전(extension)시키면 환자의 내측과(medial malleolus)가 노출된다. 탐촉자를 그림과 같이 옆으로 길게 잡는다. 족근관을 보기 위해 내측과(medial malleolus)는 좋은 랜드마크가 된다.

2) 내측과(medial malleolus) 바로 옆에 있는 두 개의 고에코로 보이는 타원형 건(tendon)은 후경근건(tibialis posterior tendon)와 지굴근건(flexor digitorium tendon)이다[그림 2, 3].

3) 지굴근건(flexor digitorium tendon)에 뒤 쪽으로 두 개의 정맥과 하나의 동맥이 보인다. 경골 동맥 뒤쪽에 위치한 후경골신경(posterior tibial nerve)는 중등도의 에코를 가지며, 탐촉자로 압력을 가해도 눌리지 않는 둥근 구조물 모양으로 보인다[그림 3].

4) 족근관 증후군(tarsal tunnel syndrome)은 후경골신경(posterior tibial nerve)이 족근관 내에서 종괴 효과(mass effect)를 일으키는 병변으로 인해 압박을 받아 생기는 질환이다. 이와 같은 후경골신경포착(posterior tibial nerve entrapment)은 증가된 단면적을 가져오는데 이는 MR 영상에서 확인할 수 있다.

Tarsal Tunnel : Posterior Medial Malleolus 종축영상

Tibialis Posterior, Flexor Digitorium, Tibial Nerve, Flexor Hallucis

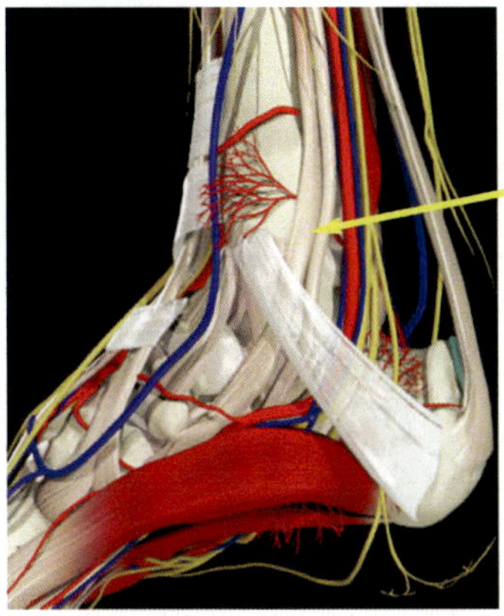

후경골근건
(Posterior Tibial Tendon)

1 : 내측과(Medial Malleolus)를 랜드마크으로 사용하라.
2 : 내측과(Medial Malleolus)의 골피질이 보인다.
3 : 내측과(Medial Malleolus) 뒤쪽에 위치하는 후경골건(Posterior tibial Tendon)은 비교적 두꺼운 구조물을 찾는다.

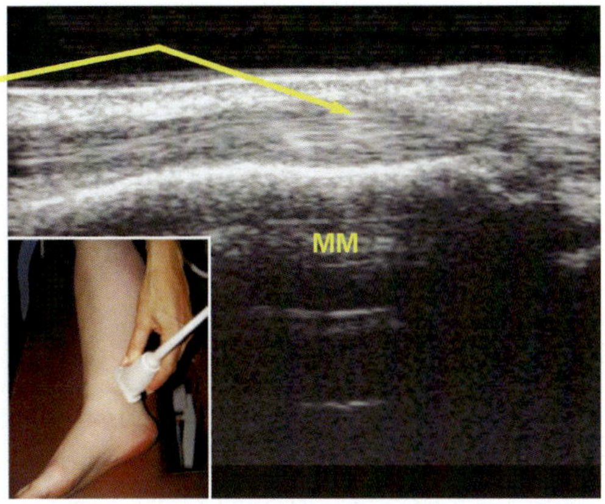

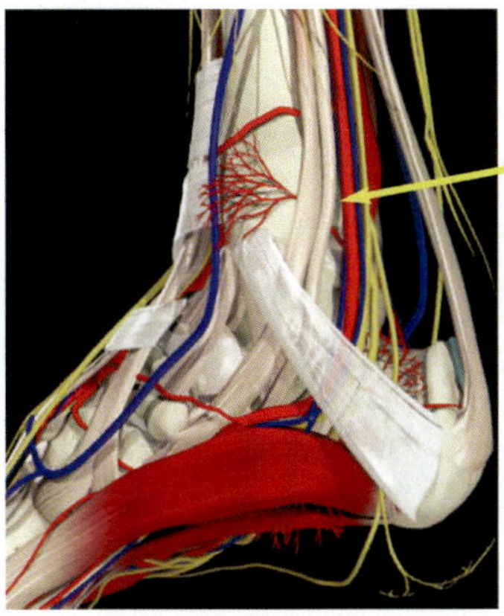

장지굴근건
(Flexor Digitorium longus Tendon)

1 : 탐촉자를 1) 보다 약간 뒤쪽으로 기울인다.
2 : 장지굴근건(flexor digitorum longus tendon)은 후경골근건(posterior tibial tendon)보다 깊이 있다.
3 : 검사자의 역동적 조작법(dynamic maneuver)을 사용하라. [손으로 2nd~5th 발가락을 각각 하나씩 움직여 2–5th 장지굴근건(flexor digitorum longus tendon)을 구별한다.]

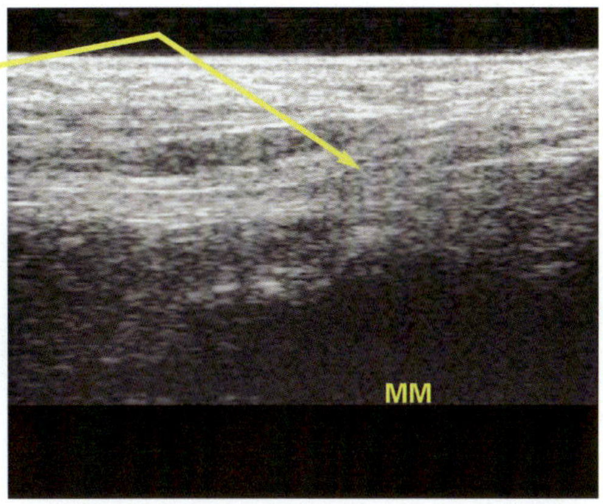

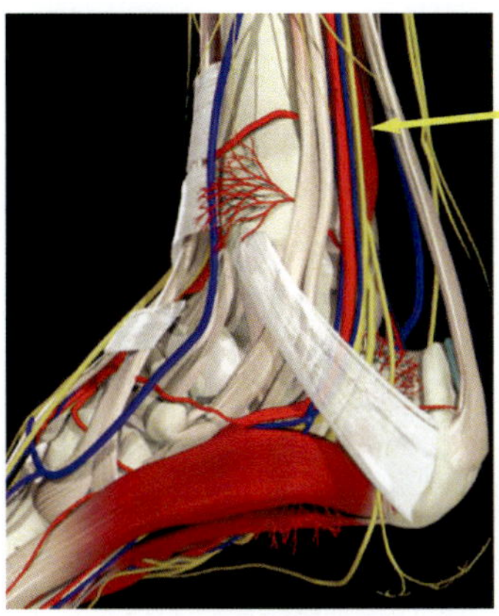

후경골 신경
(Posterior Tibial Nerve)

1 : 탐촉자를 후상방향으로 움직여라.
2 : 도플러 검사에서 박동성을 보이는 동맥을 추적하라.
3 : 후경골 신경은 동맥보다 깊이 있다. 색도플러는 동맥임을 확인하는데 도움을 준다.

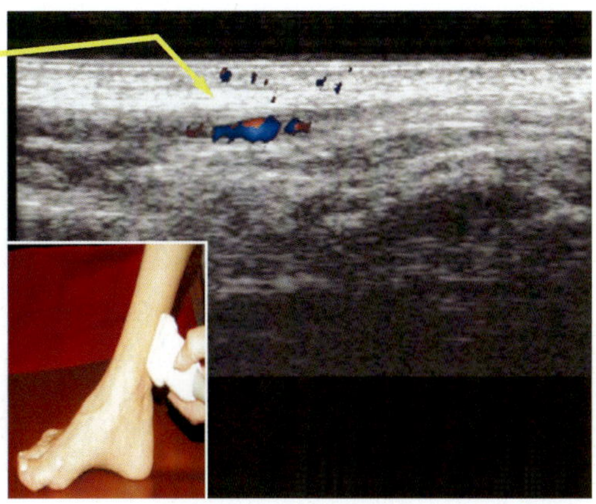

Flexor Hallucis 종축영상

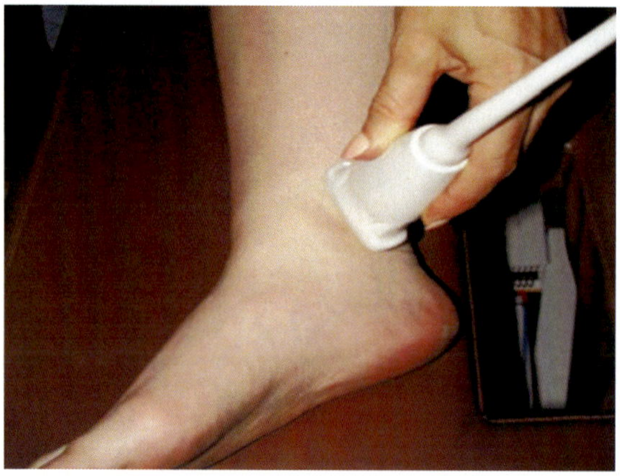

[그림 1] 환자는 검사 테이블 위에 바로 누운 자세(Supine)로 하고 무릎을 펴고 발을 바깥쪽으로 돌린다. 탐촉자는 그림처럼 아래위로 길게 잡고 내측과(medial malleolus) 뒤쪽에서부터 경골동맥을 거쳐 뒤쪽으로 천천히 이동시키며 장무지굴근건(Flexor Hallucis longus)을 추적한다.

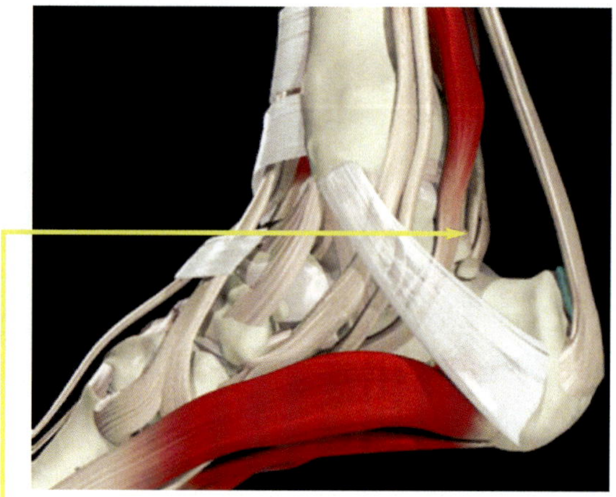

[그림 2] 장무지굴근건(Flexor Hallucis longus)은 경골동맥 및 정맥 후하방에 위치한다.

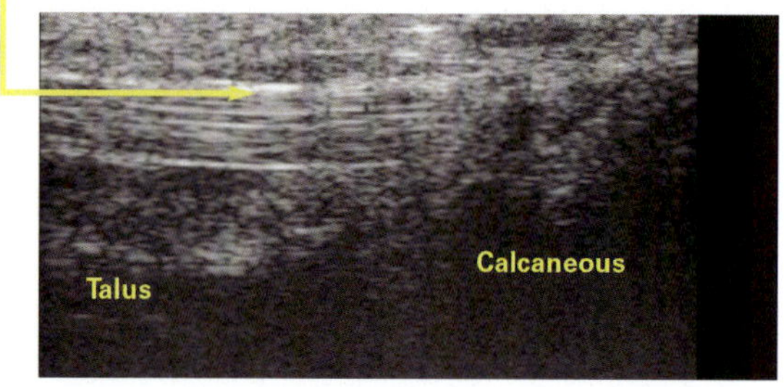

[그림 3] 탐촉자를 1)과 같이 위치시키고 내측과(medial malleolus) 뒤쪽으로 이동시키면 랜드마크로 거골(talus)과 종골(calcaneous)이 보이고 두껍고 고에코로 보이는 장무지굴근건(Flexor Hallucis longus)이 나타난다. 환자에게 첫번째 발가락을 움직이게 하여 초음파로 잡은 건이 장무지굴근건(Flexor Hallucis longus)확인한다.

1) 환자는 검사 테이블 위에 바로 누운 자세(Supine)로 하고 무릎을 펴고 발을 바깥쪽으로 돌린다. 탐촉자는 그림처럼 아래위로 길게 잡고 경골동맥으로부터 뒤쪽으로 천천히 이동한다. 랜드마크로 거골(talus)과 종골(calcaneous)을 이용하여 장무지굴근건(Flexor Hallucis longus)을 추적한다[그림 1].

2) 장무지굴근건(Flexor Hallucis longus)는 다른 건에 비해 상대적으로 매우 크고 두껍고 넓은 건(tendon)이다. 따라서 장무지굴근의 근육조직과 혼동할 수 있어 장무지굴근건(Flexor Hallucis longus)을 정확히 추적할 수 있도록 충분히 주의를 기울여야 하는데 너무 탐촉자를 위쪽에 위치하게 되면 장무지굴근건(Flexor Hallucis longus tendon)이 아닌 장무지굴근근(Flexor Hallucis longus muscle)을 관찰하게 된다.

3) 다음과 같은 질환이 장무지굴근건(Flexor Hallucis longus)관련되어 생길 수 있다.

후충돌증후군(Posterior impingment syndrome).
거골구(talus groove)부근에서 건초염(tenosy-novitis).
발가락 변형을 초래할 수 있는 가성 낭종 형성
건의 장축 열상

특히 이러한 병리학적 소견은 발레리나와 같이 엄지발가락을 비틀림긴장(torsional stress)하는 반복적인 활동을 하는 사람들에게 일반적으로 나타난다.

Achilles Tendon Longitudinal

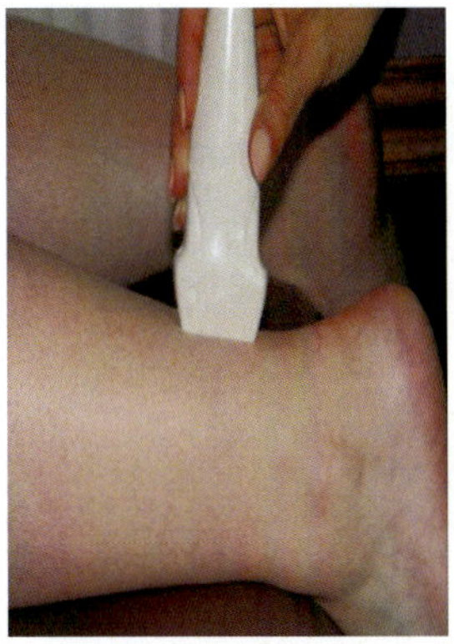

[그림 1] 환자는 의자에 대고 엎드리거나 무릎을 꿇은 자세를 취한 뒤 탐촉자를 그림과 같이 장축(long axis)으로 둔다.

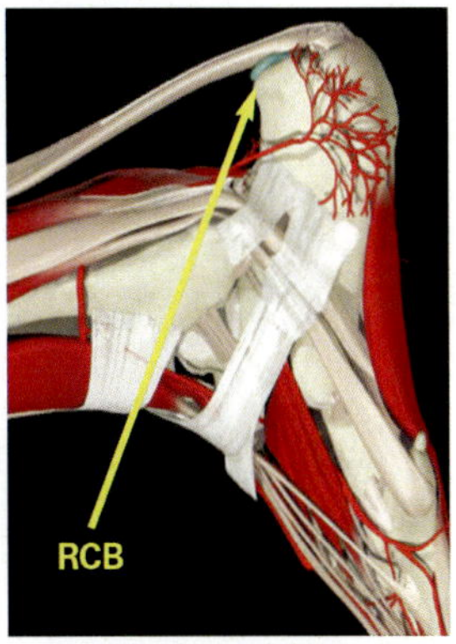

[그림 2] 종골점액낭(retrocal-caneal bursa)은 아킬레스건의 종골 부착부위 바로 아래쪽에 있는 외막점액낭(adventitial bursa)이다. 발뒤꿈치 통증을 호소할 때는 초음파로 retrocal-caneal bursa의 존재여부를 확인하여야 한다.

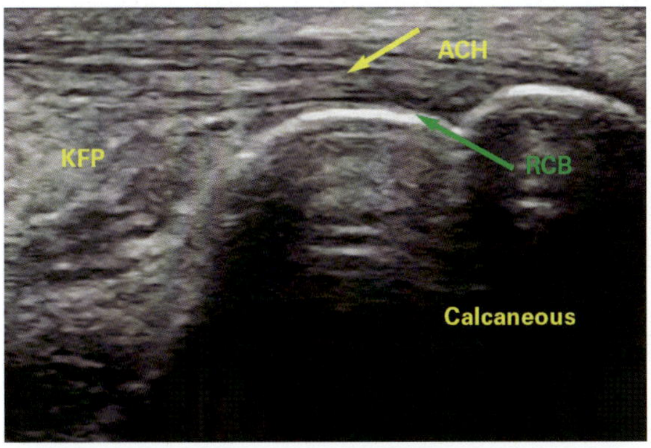

[그림 3] 아킬레스건이 종골 부착부위의 종축영상. 아주 얇은 선모양으로 보이는 정상적인 retrocalcaneal bursa(RCB)가 관찰된다. 'Kager 지방 패드'(KFP)가 아킬레스 뒤쪽에 보인다. 이 조직은 아킬레스건을 지지하고 보호하는 역할을 한다.

1) 환자는 의자에 대고 엎드리거나 무릎을 꿇은 자세를 취한 뒤 탐촉자를 아킬레스건부착점(tendon insertion) 부위인 종골의 후면에 [그림 1]과 같이 장축(long axis)으로 둔다. 종골(calcaneous)이 아킬레스건 스캔을 위한 랜드마크가 된다[그림 1].

2) 아킬레스건은 우리 몸에서 가장 크고 건조직으로 [그림 3]에서 보이는 것처럼 치밀 원섬유(dense fibrillar)으로 보이며 표면에 위치하고 있어 쉽게 관찰된다. 아킬레스 건 부착 부위인 종골피질(calcaneous cortex) 바로 아래 쪽의 무에코 지역이 보인다면 이것은 종골점액낭(retrocalcaneal bursa)으로 Achilles의 표피 가장자리에 있는 외막점액낭(adventitial bursa)는 빈번히 관찰되며, 정상시에는 잘 보이지 않지만 반복적인 운동으로 인한 종골(calcaneous) 압박이나 장기간 하이힐 착용시 염증이 생기기도 한다. 정상시에는 발목관절 뒤쪽과 아킬레스 건 사이 공간에는 삼각형 모양의 'Kager 지방 패드'라는 치밀한 지방조직으로 채워져 있다.

Achilles tendon 손상은 주로 하체에 과부하가 걸리는 운동선수들에게 흔하게 나타난다. 'tendonitis'라는 용어가 종종 사용되는데, 대부분 경우 일반적인 병리학적 소견은 염증의 근거가 없는 tendon subtance을 가진 퇴화(degeneration)이기 때문에 'tendonitis'라는 용어보다는 tendinosis 또는 tendinopathy가 좀 더 적절한 용어이다. 아킬레스건의 파열은 대개 건조직 자체의 퇴화(degereration)성 변화가 병리적인 배경이 된다. 하지만 아킬레스건의 염증은 건주위 조직(paratenon)에서 발생한다고 알려져 있다.

결론적으로 건염(tendinopathy)라는 용어는 아킬레스건 자체에 영향을 미치는 병리학적 소견의 일컫는데 사용된다. 건주위염(peritendinitis)은 건주위은 염증성 변화가 관찰되어야 진단할 수 있고, 대부분 tendinosis, 즉 건(tendon)의 퇴행성 질환으로 가는 동안 주위조직(paratenon)내에서 발생한다. Tendinosis는 종종 증상이 없고 일반적인 노화관련 변화를 반영하는 현상으로, 수년간의 지속적인 체중지지운동 후 에 발생할 수 있다.

Achiless Tendon의 종골 부착부위에서의 종축영상

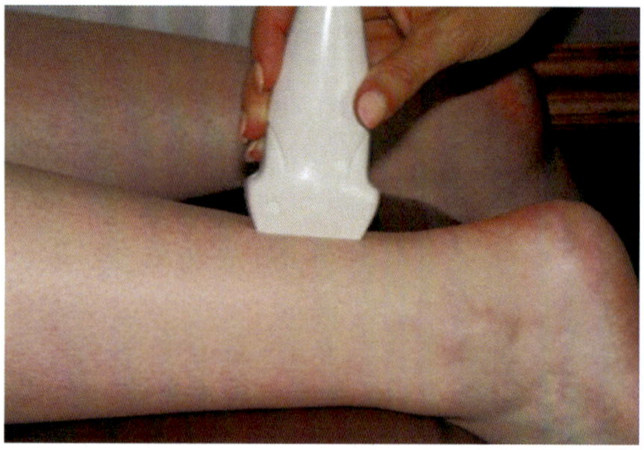

[그림 1] 엎드린 자세(prone)이거나 의자에 앉아 무릎을 구부린 상태로 탐촉자를 그림과 같이 아킬레스 건의 장축(long axis)로 두고, 뒤발꿈치에서 종아리쪽으로 천천히 이동시킨다.

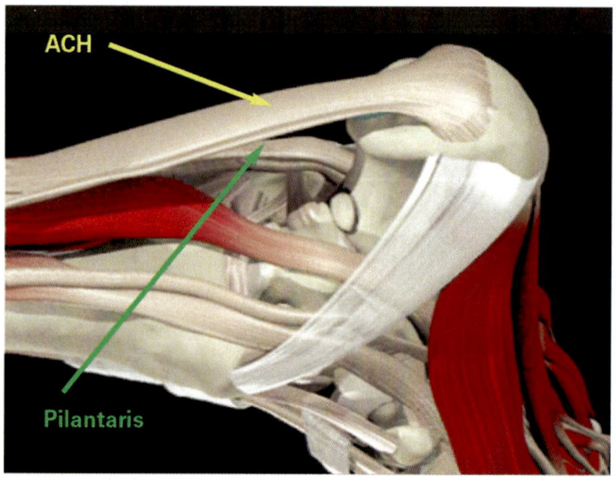

[그림 2] 족저근건(plantaris tendon)은 아킬레스건보다 매우 얇고 안쪽, 아래쪽에 위치한다.

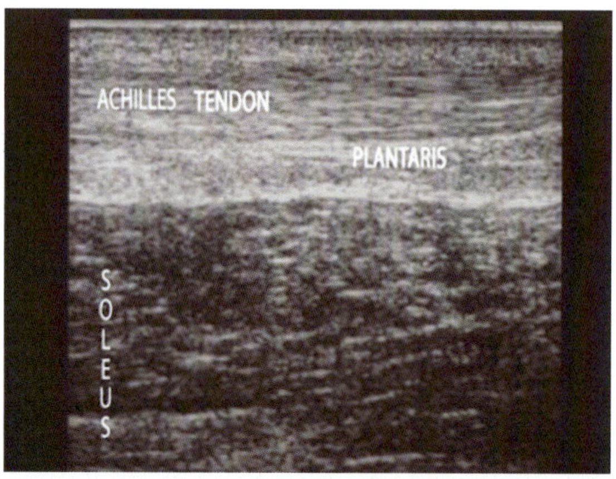

[그림 3] 족저근건(plantaris tendon)은 아킬레스건보다 매우 얇고 안쪽, 아래쪽에 위치한다.

1) 환자는 엎드린 자세(prone)이거나 의자에 앉아 무릎을 구부린 상태로 탐촉자를 그림과 같이 아킬레스 건의 장축(long axis)로 두고, 뒤발꿈치에서 종아리쪽으로 천천히 이동시킨다.

2) 다음 설명에 유의하여 아킬레스건(tendon)과 근(muscle)을 잘 관찰할 수 있도록 탐촉자를 위치시킨다.

a. 아킬레스건은 발뒤꿈치에서 가장 표층에 위치하는 구조물이다.

b. 아킬레스건 바로 아래에는 족저근건(plantaris tendon)이 있다.

c. 족저근(plantaris)아래쪽에는 넙치근(soleus muscle)이 보인다.

Note : 장무지굴근(flexor hallucis longus)과 (fexor digitorum longus)는 넙치근(soleous)보다 깊은 곳에 있지만 대부분 선형 고주파 탐촉자는 보이지 않는다. 족저근(plantaris)은 임상학적으로 특별한 의미를 가지지 않지만 Tennis leg syndrome 환자에서는 종아리를 따라서 선형의 건의 파열을 관찰할 수 있다.

Image tip : 아킬레스건의 병리적 초음파 소견은 방추모양으로(Fusiform tendon)이 두꺼워지고(>12~15mm) 후종골점액낭염(retrocalcaneal bursitis)에 의한 정상 kager 지방 패드의 손실과 아킬레스건의 석회화등 이다. 대부분 아킬레스건의 손상은 근부착점으로부터 근위부 방향으로 6~7cm 지점에 발생된다.

아킬레스건의 횡축영상

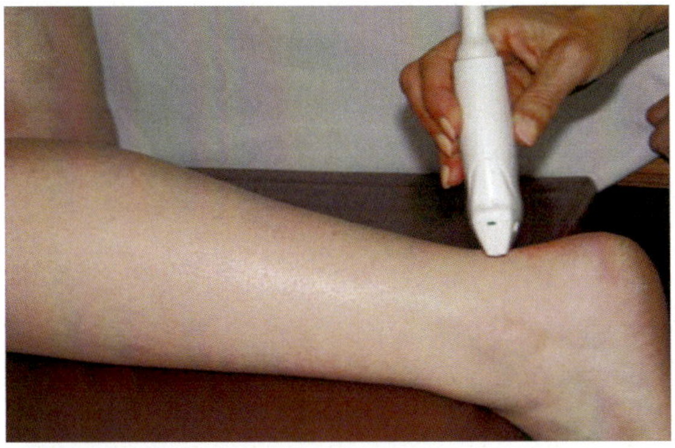

[그림 1] 환자는 엎드린 자세(prone)거나 혹은 무릎을 꿇은 자세를 취한 뒤 탐촉자를 그림과 같이 아킬레스건의 종골 부착점 부위에서 옆으로 길게 잡는다.

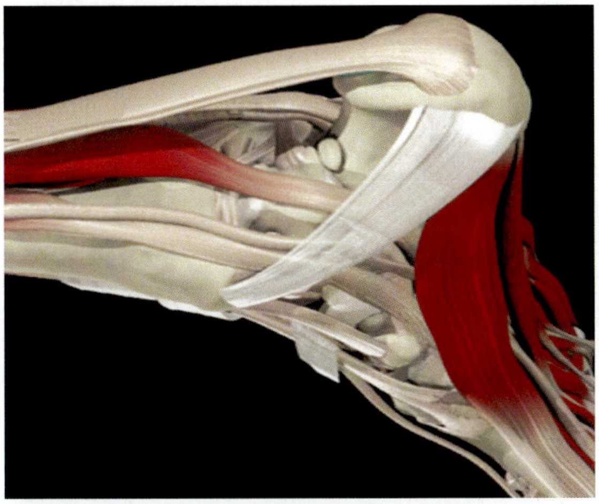

[그림 2] 아킬레스 건을 뒤쪽에서 바라본 모습

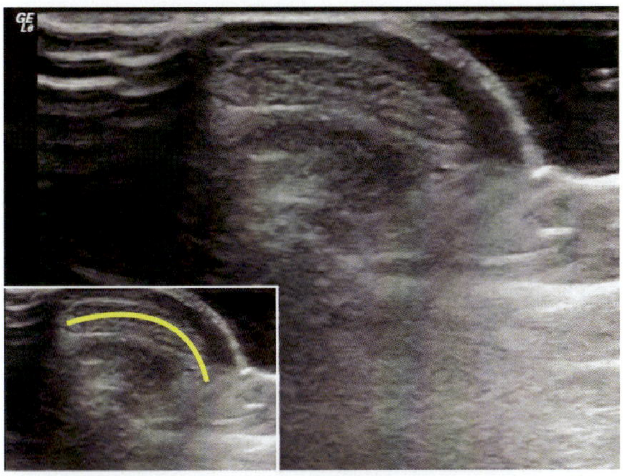

[그림 3] 아킬레스건의 단축 영상. 정상적으로 종골 부착부위의 아킬레스 건의 모양은 콩팥모양으로 보이며 위쪽으로는 불룩 튀어나와 보이고 아래쪽은 함몰되어 보인다.

1) 환자는 엎드린 자세(prone)거나 혹은 무릎을 꿇은 자세를 취한 뒤 탐촉자를 그림과 같이 아킬레스건의 종골 부착점 가까이에 단축(short axis)으로 둔다.

2) 이 탐촉자의 위치는 주위 구조물의 관계보다 건(tendon)과 근(muscle) 자체조직을 관찰하기 위한 것이다. 고에코(echogenic)로 보이는 다발성 섬유를 가진 아킬레스건은 발목관절을 지탱하는 구조물이다. 족저근건(plantaris tendon)은 이 방향에서 보기는 어렵지만 아킬레스건의 내측에서는 보일 수도 있다. 넙치근(soleus muscle)은 족저근건(plantaris tendon)보다 아래쪽에 위치하고 있고 일반적인 근육조직의 초음파소견인 복합에코(mixed echo)를 가지고 있다.

Note : 아킬레스 건의 초음파 스캔 시에 아킬레스건의 외측과 내측 가장자리에 나타나는 "Edge artifact"가 보여 아킬레스 가장자리의 병변이 잘 안보일 수 있는데, 이를 최소화하기 위해서는 탐촉자를 tendon의 외측 또는 내측으로 기울이는 것이 필요하다.

3) 아킬레스건의 단축(short axis)영상에서 정상적인 아킬레스 건은 타원형 혹은 신장/콩팥모양이 되어야 한다. 즉 아킬레스건의 종골 부착부위에서는 볼록 튀어나온 모양으로 보이고 종골과 부착부위인 아래쪽은 함몰된 모양이 정상소견이다.

4) 아킬레스건의 정상 단면측정(전후 방향) 길이는 5.5–6.5mm이다.

정상 좌우(coronal) 길이는 9.0–13mm이다.

족저근막(Plantar Fascia) 종축영상

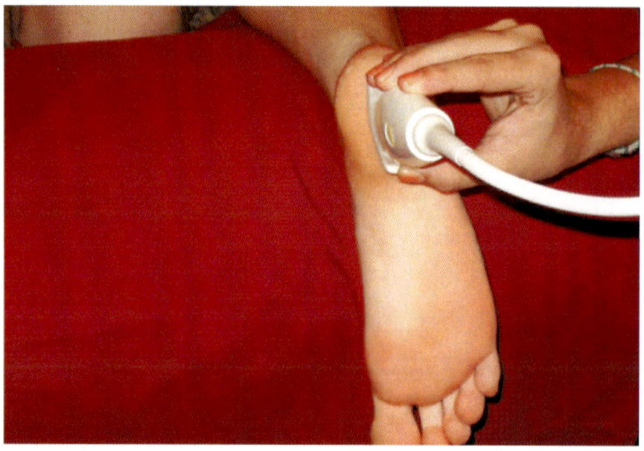

[그림 1] 환자는 엎드린 자세(prone)거나 혹은 무릎을 꿇은 자세를 취한 뒤 탐촉자를 발바닥의 장축(long axis)으로 두고 내측을 향하여 각도를 주어 촬영한다.

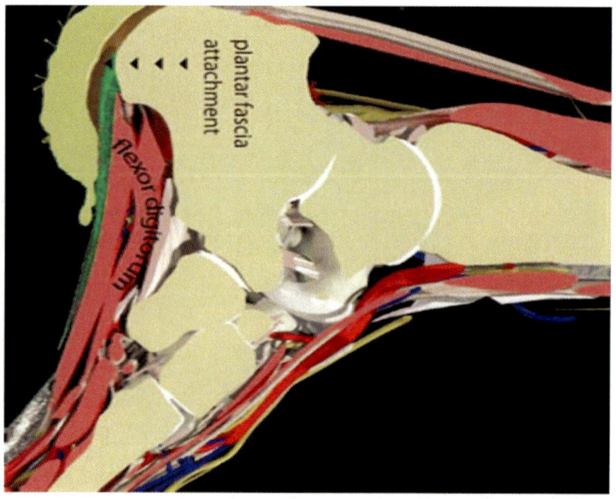

[그림 2] 종골 위쪽에 시작된 녹색으로 표시된 선형 구조물은 족저근막(Plantar fascia)이고 발바닥쪽으로 Fibro Fat Pad가 보이고, 족저근막(Plantar fascia) 심부에는 그림과 같이 단지굴근(flexor digitorum brevis)와 소내전근(adductor minimus)과 같은 근육조직이 위치하고 있다.

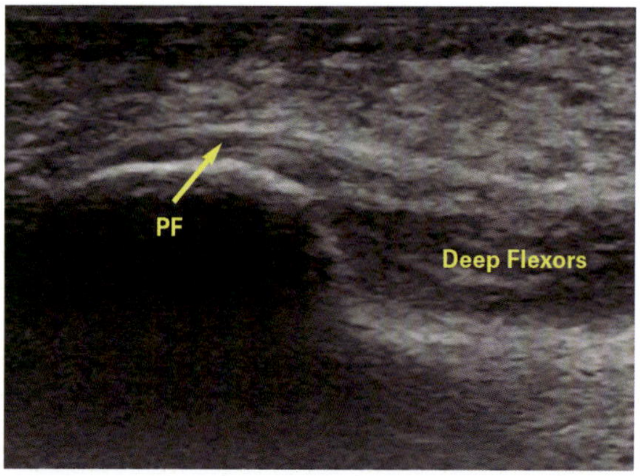

1) 환자는 엎드린 자세(prone)거나 혹은 무릎을 꿇은 자세를 취한 뒤 탐촉자를 그림과 같이 발바닥의 장축(long axis)으로 두고 발뒤꿈치의 종골의 골피질에 평행하게 밀착시키고 족저근막의 주행방향인 내측을 향하여 각도를 주어 촬영한다[그림 1].

2) 종골 위쪽에 시작된 녹색으로 표시된 선형 구조물은 족저근막(Plantar fascia)이고 그 아래쪽의 노란색의 구조물은 발뒤꿈치에서 통통하게 볼륨감을 만들게 하는 Fibro Fat Pad이다.

족저근막(Plantar fascia)아래쪽에는 [그림 2]과 같이 단지굴근(flexor digitorum brevis)와 소내전근(adductor minimus)과 같은 근육조직이 위치하고 있다.

3) 족저근막염(Plantar fasciitis)는 운동을 하는 사람이든 운동을 하지 않는 사람이든 모두에게 매우 흔한 발 통증의 원인 질환이다. 환자들은 걸을 때 마다, 족저근막(Plantar fascia)의 종골 부착부위, 즉 종골융기(calcaneal tuberosity)의 내측에 강한 통증을 호소한다.

[그림 3] 족저근막(Plantar fascia)의 장축영상. 정상적으로 이 주변에 bursa는 존재하지 않는다. 종골 부착부위에 국소적인 압력을 주었을 때 증상이 유발되고 측정한 족저근막(Plantar fascia) 두께가 증상이 없는 쪽과 비교해서 2배 이상 두꺼워 보일 때는 족저근막염으로 추정할 수 있다.

Distal Plantar Foot

Flexor Hallucis and Plantar Plate 종축영상

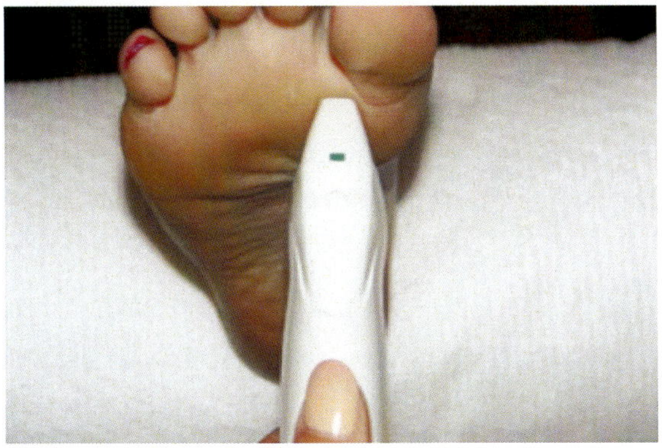

[그림 1] 탐촉자를 첫번째 중족지 관절(metatarsophalangeal joint)에 장축(long axis)으로 위치시킨다.

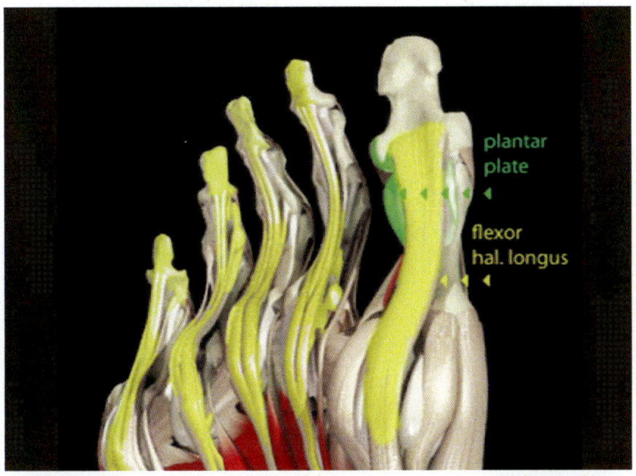

[그림 2] 노란색으로 표시된 장지굴근건(flexor hallucis longus)은 단지굴근건(Flexor Hallucis Bervis tendon)과 platar plate(녹색표시)보다 위쪽에 위치한다.

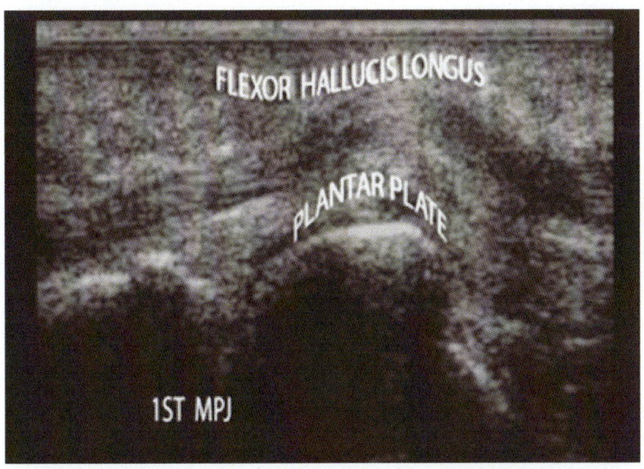

[그림 3] 첫번째 중족지 관절의 종축영상. 장지굴근건(flexor hallucis longus)은 가장 위쪽에 보이고, platar plate는 아래쪽에 보인다. 장지굴근건(flexor hallucis longus)의 주행방향과 일치시키기 위해 첫번째 중족지 관절의 정중앙을 스캔하는 것이 중요하다.

1) 탐촉자를 첫번째 중족지 관절(metatarsoph-alangeal joint)에 장축(long axis)으로 위치시킨다. 이 때 첫번째 중족지 관절의 정중앙을 스캔하는 것이 중요하다. 내측이나 외측으로 약간 각도를 주면 단지굴근건(Flexor Hallucis brevis tendon)에 연결되어 있는 종자뼈(Sesamoid bone)을 관찰할 수 있을 것이다.

2) 단지굴근건(Flexor Hallucis brevis tendon)에 비해 장지굴근건(flexor hallucis longus)는 가장 위쪽에 위치하는 구조물이다[그림 3].

3) Plantar plate는 장지굴근건(flexor hallucis longus) 보다 심부에 위치한 고에코(echogenic)의 구조물이다.

4) Plantar plate 바로 아래는 검은 반달모양의 관절을 둘러싸고 있는 관절낭(joint capsule)이 보인다.

5) Morton's neuroma가 의심되는 환자들의 초음파 검사를 할 때는 통증이 있는 발가락 사이를 스캔하고 다른 관절과 혼동을 피하기 위해 아래쪽에 관절번호를 표기한다(2~5번째 종족지 관절). 그런 다음 다음 장에 설명된 횡축영상(transverse view) 스캔방법을 이용한다.

Image tip : 엄지발가락의 과신전손상(hyperextension injury)은 첫번째 중족골두 부근의 plantar plate 손상을 유발할 수 있고 plantar plate 파열이 생길 수 있다.

Distal Platar Foot 횡축영상
발가락 사이 통증 및 신경종

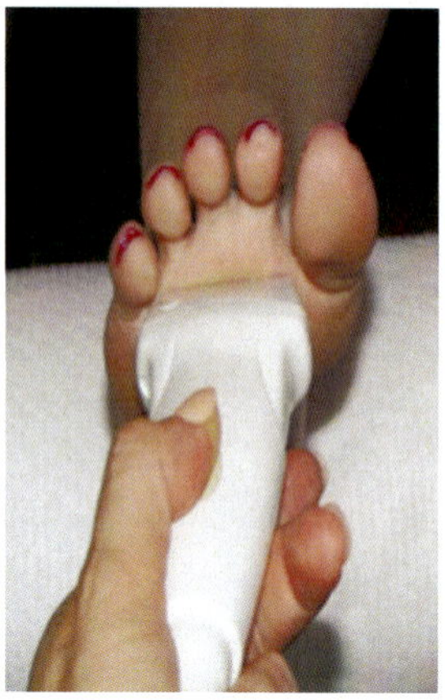

[그림 1] 환자를 똑바로 눕히고, 발바닥을 똑바로 세우게 한 후 그림과 같이 탐촉자를 옆으로 길게 잡는다.

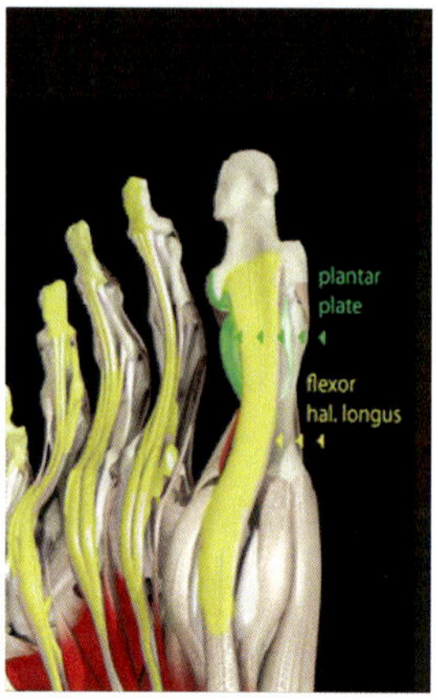

[그림 2] platar plate는 관절낭 앞쪽에 위치하지만 노란색으로 표시된 장지굴근건(flexor hallucis longus)은 platar plate(녹색표시)보다 위쪽에 위치한다.

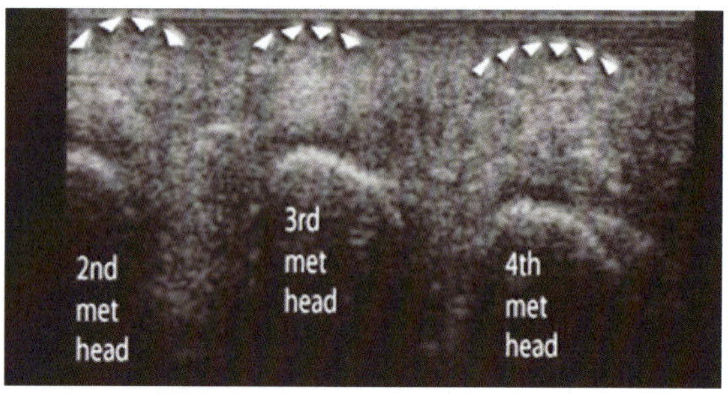

[그림 3] 원위 중족골의 횡축영상, 3개 정도의 중족골을 하나의 영상으로 잡도록 한다. 중족골 사이에 있는 공간이 고에코로 보인다(Morton's neuroma는 저에코로 보임).

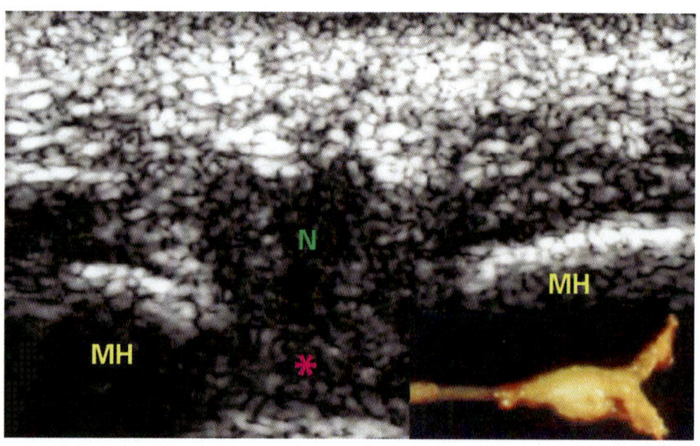

[그림 4] 원위 중족골의 확대 횡축영상에서 중족골(MH) 사이에 경계가 좋은 저에코로 보이는 Morton's neuroma(N)가 보인다.

1) 탐촉자는 그림과 같이 단축(short axis)으로 2~3중족골을 가로 질러 영상에 모두 포함시키도록 한다[그림 1]. 중족골의 피질 윤곽은 신경종을 찾는데 중요한 랜드마크가 된다. 발가락 사이 공간(interdigital space)에 존재하는 조직은 균일한 에코강도를 가지는데 정상적으로 존재하는 골간 가장자리(intersseous margin)에 accessory collateral ligament와 deep transverse ligament 때문이다[그림 3].

2) Plantar ligament는 관절낭(joint capsule)에서 가장 바깥쪽에 위치하는 구조물이다[그림 3]. deep transverse ligament와 선형모양의 측부지지인대(collateral/suspensory ligament)는 fiber를 가지고 있는데 대부분 탐촉자에 평행하게 주행한다 이러한 구조물들의 특성을 이용해서 발가락 사이의 공간 내의 구조물이 뚜렷하게 보이게 된다.

3) 압통을 호소하는 중족골 사이에서 transverse ligament와 suspensory ligament 위쪽에 위치하는 경계가 명확한 저에코의 종괴가 보이고, 검사자의 손으로 환자의 발을 움켜지면 중족골 사이에 위치한 종괴가 발바닥쪽으로 돌출하게 된다(Mulder sign) (*on [그림 4])

4) Morton's neuroma의 특성 :

- 일반적으로 2~3, 3~4번째 중족골 사이에서 발생
- 저에코(hypoehoic), 명확한(well defined), 타원형 종괴
- 지름 5–7mm
- 80% 중년여성
- 무지외반증(Hallux valgus)일 때 동반 가능성이 높음.

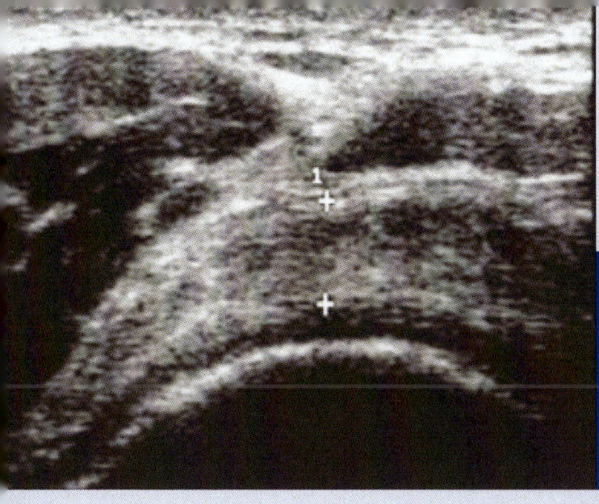

Upper Extremity Pathology

- **Upper Extremity Pathology Rotator Cuff Failure 진행 과정**
- **Upper Extremity Pathology Supraspinatus Tears : 6 Visual Criteria**
- **Upper Extremity Pathology**
  극상근건의 파열(Supraspinatus Tendon Tears)and Sub-deltoid Bursal Effusion
- **Upper Extremity Pathology**
  Subcutaneous Lipoma and Active Synovitis
- **Upper Extremity Pathology Posterior Elbow Effusion**
- **Upper Extremity Pathology Lateral Epicondylitis**
- **Upper Extremity Pathology Wrist : Dorsal Ganglion**
- **Upper Extremity Pathology Wrist : 신근 건초염(extensor Tenosynovitis)**
- **Upper Extremity Pathology**
  TFCC : 삼각 섬유연골 복합체 손상(Triangular Fibrocartilage Complex)
- **Upper Extremity Pathology**
  Ulnar Positive Variance를 보이는 환자에서 발생한 척측수근신근(Extensor Carpi Ulnaris Tendon)의 염증소견
- **Upper Extremity Pathology**
  Dorsal MCP with RA Erosion and Synovial Fluid vs Hypertrophy

Upper Extremity Pathology
Rotator Cuff Failure 진행 과정

어깨 관절을 위로 올리게 되면 극상근(Supraspinatus tendon)과
Coraco–Humeral ligament 가까이 맞닿게 된다.

↓ ↓ ↓

반복적인 관절운동으로 인해 극상근(Supraspinatus tendon)의
기계적자극과 허혈이 초래됨.

↓ ↓ ↓

장기간 자극으로 건염(tendinopathy)형성, 퇴행성 변화

↓ ↓ ↓

퇴행성 변화로 인해 극상근(Supraspinatus tendon)내에 섬유소의 소실,
변성로 인해 견관절의 안정성 상실

↓ ↓ ↓

상완골이 견관절에 비하여 위쪽으로 아탈구됨.

Upper Extremity Pathology
극상근 파열(Supraspinatus Tears) : 6 Visual Criteria

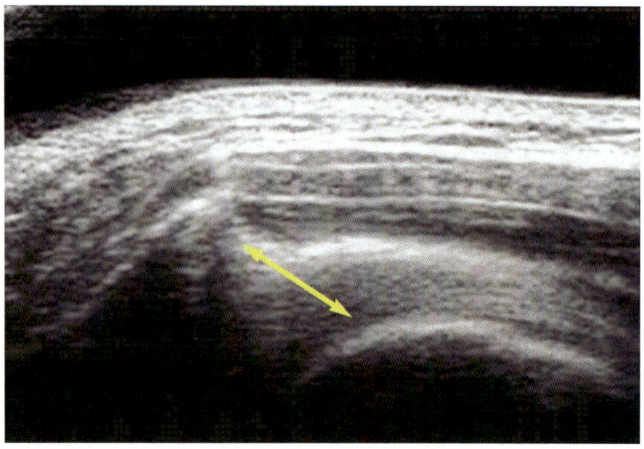

1)

정상적으로 팔을 앞으로 올린 상태에서 견봉-상완관절 거리(Acromio-humeral distance) 6mm미만이다.

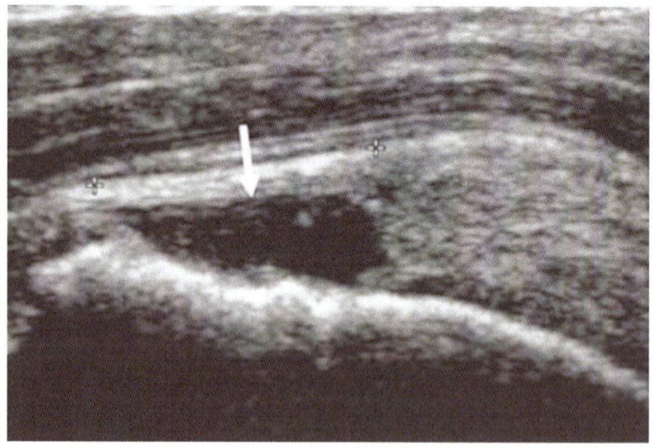

2)

극상근건(tendon)의 전체적인 윤곽이 소실되고 보이지 않음(complete tear).

극상근은 대개 위험 구역(critical zone), 즉 상완골 부착 부위에서 1.5-2cm 근처에서 주로 파열된다. : 극상근건의 완전 파열시 건수축이 발행하여 견봉쇄골관절(acromioclavicular joint)근처 까지 전위될 수 있다.

Upper Extremity Pathology
극상근 파열(Supraspinatus Tears) : 6 Visual Criteria

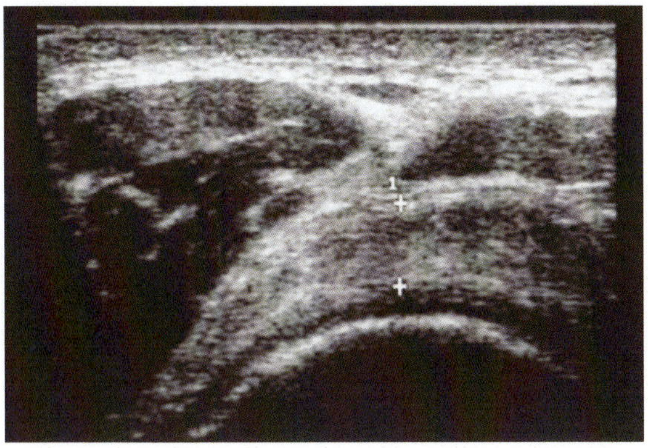

3)

극상근의 volume의 소실과 함께 근육의 에코가 증가함 (fatty degeneration).

Upper Extremity Pathology
극상근 파열(Supraspinatus Tears) : 6 Visual Criteria

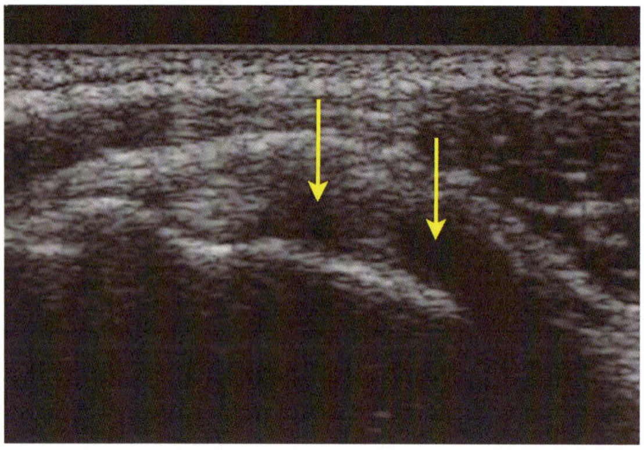

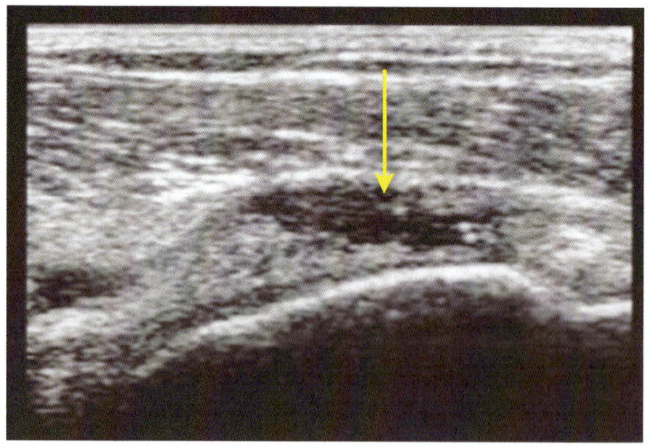

4)

극상근 내부의 균일하게 배열되어 있는 다발성 섬유 구조물 형태가 소실됨.

5)

극상근건(tendon)비대(hypertrophy)와 내부에 무에코 지역 : (tendinopathy, tendinosis)

6)

Subdeltoid bursa나 관절면에 접해 있는 극상근건의 상방 윤곽의 소실

극상근건의 부분 파열 ; Bursa type, Articular type

Upper Extremity Pathology
극상근 파열(Supraspinatus Tears) : 6 Visual Criteria

1) 팔을 앞으로 올린 상태에서 Acromio–humeral distance는 6mm미만이다.

2) 극상근건(tendon)의 전체적인 윤곽이 소실되고 보이지 않음.

3) 극상근의 volume의 소실과 함께 근육의 에코가 증가함(fatty degeneration).

4) 극상근 내부의 균일하게 배열되어 있는 다발성 섬유 구조물 형태가 소실됨.

5) 극상근건(tendon) 비대(hypertrophy)와 내부에 무에코 지역(tendinopathy, tendinosis)

6) Subdeltoid bursa와 접해 있는 극상근건의 상방 윤곽의 소실(partial tear)

수술소견과 초음파소견 비교 시 주의점 :

초음파학적으로 측정된 1cm 열상은 관절경 수술 시행 중에는 공기와 삼출액으로 팽창되어 더 크거나 더 넓게 보일 수 있다.

극상근건의 파열(Supraspinatus Tendon Tears)and Sub-deltoid Bursal Effusion

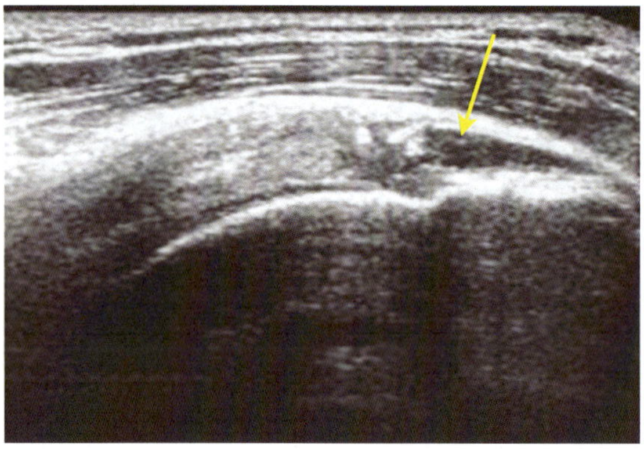

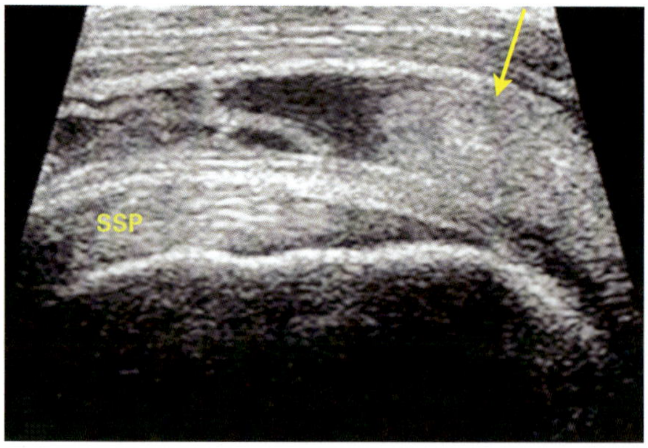

Supraspinatus tendon내 석회화

극상근건 안에 있을 때는 증상이 없어 보통 우연히 발견된다.

석회화의 위치가 subdeltoid side로 돌출되면 심한 통증을 유발시킨다.

염증 소견을 보이는 Sub-deltoid Bursa의 종축영상

정상으로 보이는 극상근 상방의 bursa 위치를 확인해라.

사진과 같이 bursa가 커지고, 고에코 병변이 보인다면, 활액낭염(bursitis)이나 감염을 시사하는 것이다.

Upper Extremity Pathology

Subcutaneous Lipoma and Active Synovitis

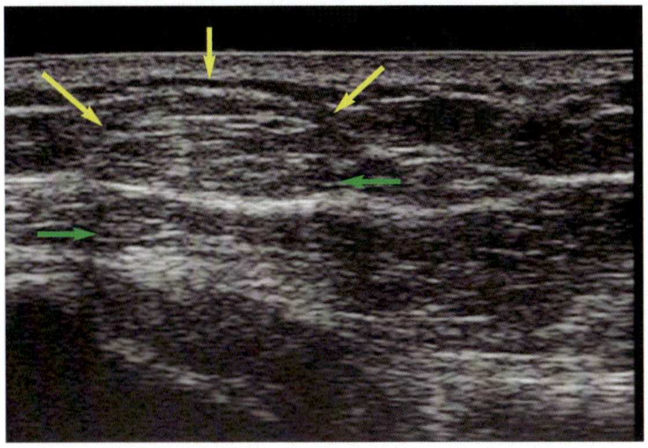

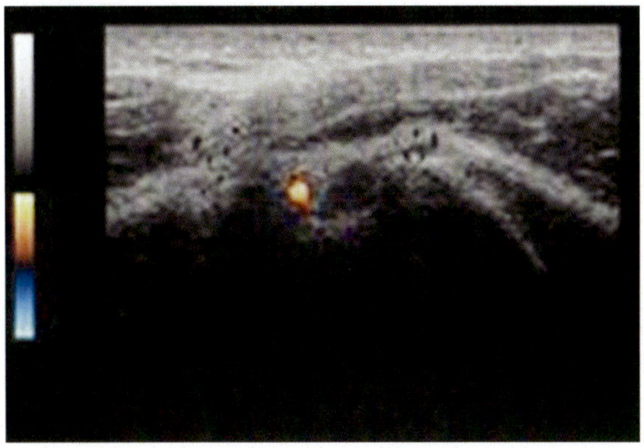

피하 지방종(Subcutaneous Lipoma)

한 내과의사의 어깨 관절이 불룩하게 솟아나와 만성 윤활낭 삼출(chronic bursal effusion)이 의심되어 초음파를 시행하였으나 지방종으로 확인되었다. 노란 화살표는 지방종의 경계면을 나타낸다. 지방종 아래쪽으로 보이는 고에코의 "posterior enhancement"를 가리키고 녹색화살표는 지방종의 가장자리에서 보이는 검은 수직선의 "Edge artifact"를 나타낸다.

활성어깨윤활막염(Active shoulder Synovitis)의 도플러 영상

Biceps tendon의 횡축영상.
국소적 충혈(Local hyperemia)은 건의 퇴행성 변화와 연관이 있다. 윤활막의비후(Synovial reaction)은 염증성 관절병증에서 볼 수 있다. 치유된 자리의 육아조직(Granulation tissue)에도 혈관이 있다. 따라서 이 모든 병리과정을 도플러 영상을 이용하여 진단, 평가 할 수 있다. 각도에 의존하지 말고 낮은 신호를 보이는 병변도 민감하게 탐지하려고 노력한다. 하지만 너무 민감하게 도플러 setting을 하면 병변과 Artifact를 구별하기 어려워 질 수도 있다.

Upper Extremity Pathology
Posterior Elbow Effusion

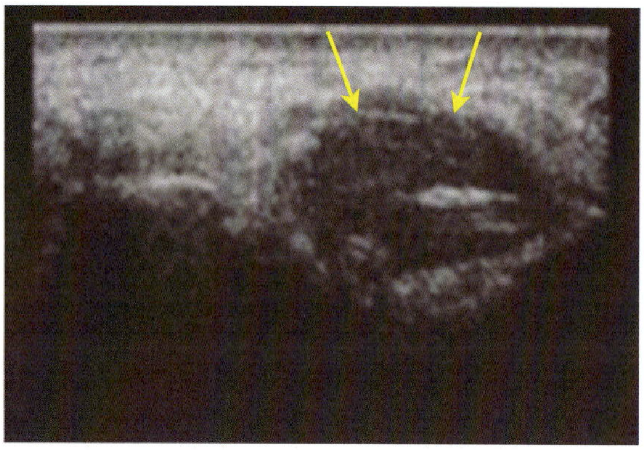

Epitrochlear Effusion
(주관절 앞쪽의 관절삼출액)

골피질의 염증성 변화로 인해 관절 가장자리가 명확하지 않다. trochlea과 척골의 coronoid process 사이에 저에코로 보이는 상당량의 fluid collection이 있다.

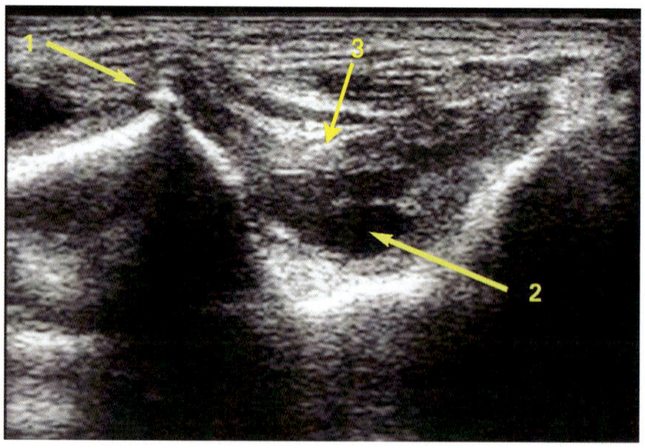

Posterior Elbow Capsular Effusion

Posterior elbow 관절의 횡축영상
상완골의 latetal trochlea에 있는 날카롭게 돌출되어 있는 뼈돌기(1)가 보인다. 삼출액(2)은 joint 내부에서 보이고 관절을 둘러싸고 있는 fat pad(3)가 삼출액으로 인해 위쪽으로 이동해 있다.

Upper Extremity Pathology
Lateral Epicondylitis

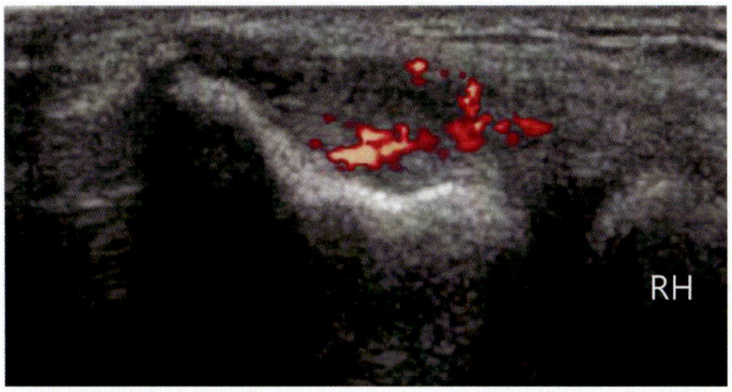

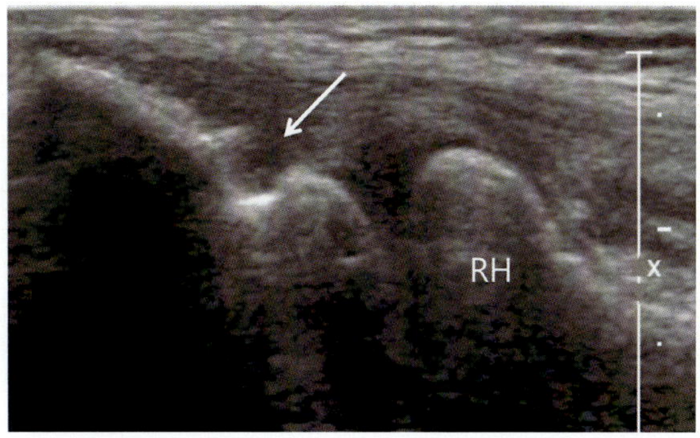

외측 상과염(Lateral Epicondylitis)

노란색 별은 Radial head를 지나는 common extensor tendon을 가리킨다. 초록색 화살표 사이의 common extensor tendon의 두께가 비후되어 있다.

외측 상과염(Lateral Epicondylitis)

대학 여자배구선수에서 석회화를 동반하는 common extensor의 전층 파열(full-thickness tear) 소견
RH-요골두(radial head)

Upper Extremity Pathology
Wrist : Dorsal Ganglion

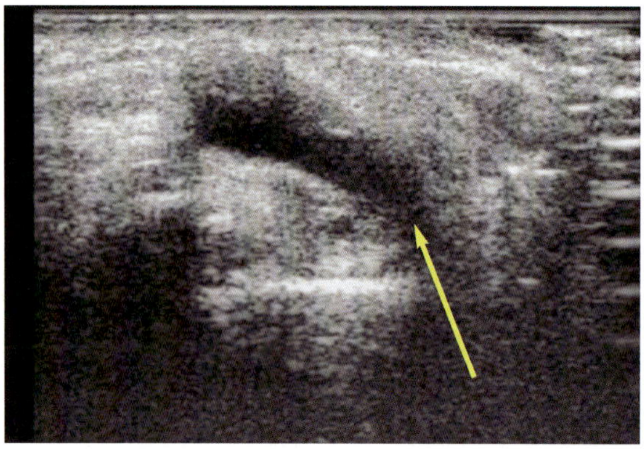

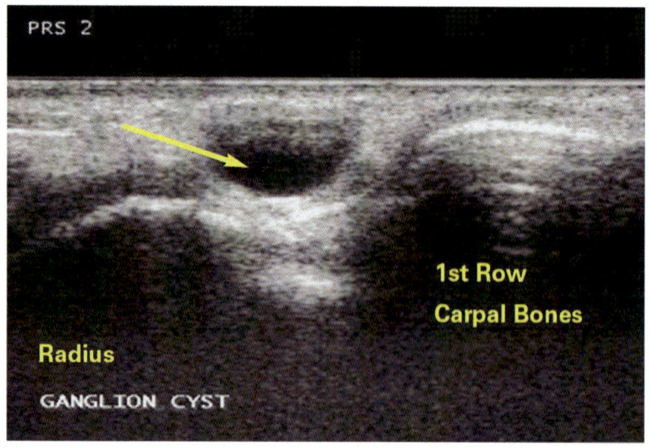

손목의 손등신경절(Dorsal Ganglion) : 횡축 영상

손등 신경절(Dorsal Ganglion)은 매우 얇은 피하조직에 위치하는 신근(extensor tendon)보다 깊이 위치한다. 이것은 손목뼈 안으로부터 시작된 것으로 보이기 때문에 손목의 불안정 상태를 나타나기도 한다.
통증이 있을 수도 있고 없을 수도 있다.

손목의 손등신경절(Dorsal Ganglion) : 종축 영상

재발한 손등 신경절은 도플러 영상에서 hyperemia로 보일 수 있지만 이러한 초음파 소견이 모두 감염을 의미하지는 않고 단순히 비감염성 반응일 수도 있다.
이영상에서 도플러는 적용하지 않았다.

Upper Extremity Pathology
Wrist : 신근 건초염(Extensor Tenosynovitis)

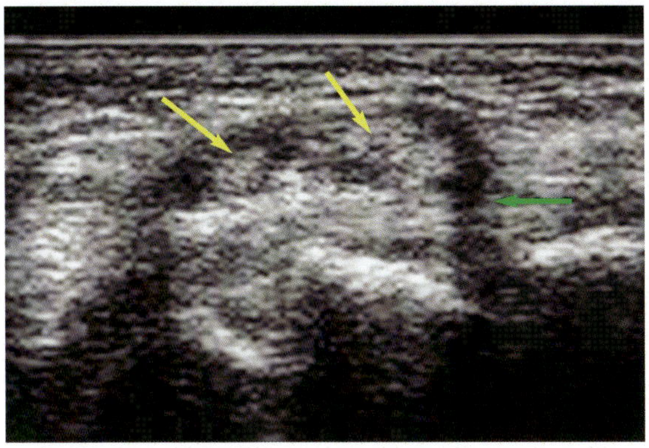

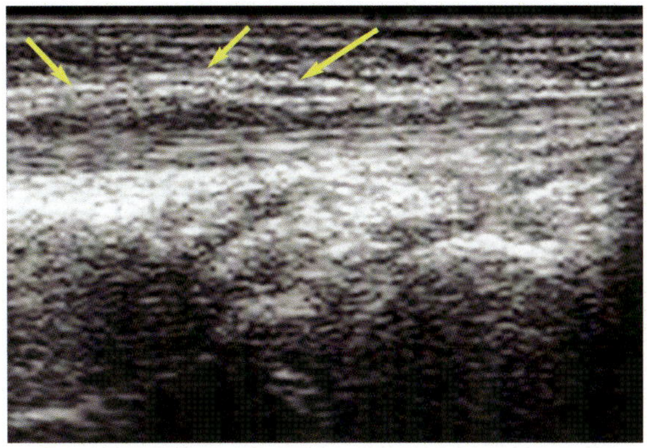

손목신근 : 횡축영상

염증으로 인하여 건초염이 발생한 두개의 신근건(extensor tendon)주위에 삼출액으로 둘러싸인 보이는 "halo sign"이 보인다(노란색 화살표). 이러한 건초염은 반복적인 스트레스 증후군에게 흔하다 수직의 무에코선(녹색화살표)은 건초(tendon sheath)로 인해 생긴 "edge artifact"이다.

손목신근 : 종축영상

건초층(Tendon sheath layer)의 삼출액은 건(tendon)의 위쪽 경계를 따라 저에코의선형으로 뻗어있다(노란색 화살표). 건(tendon)은 방추형 모양을 띤다.

Upper Extremity Pathology

TFCC : 삼각 섬유연골 복합체 손상(Triangular Fibrocartilage Complex)

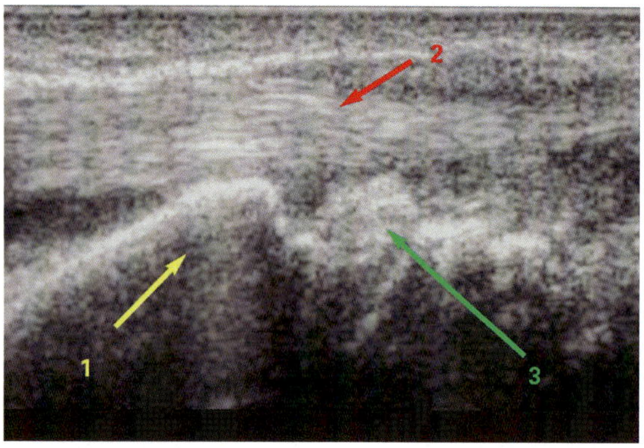

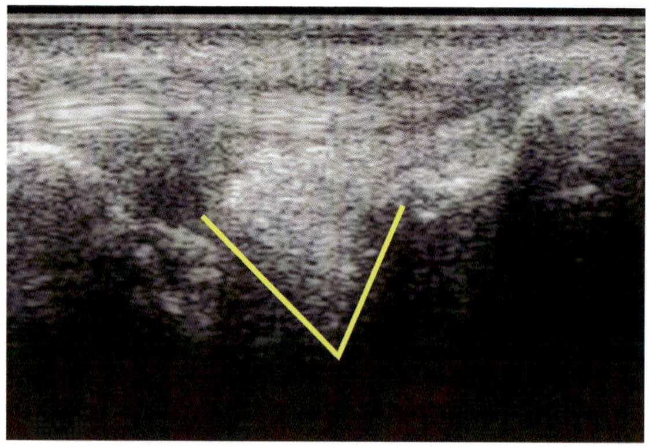

TFCC 종축영상: 비정상

경상돌기(Ulnar Styloid) (1), 척측수근신근 (Extensor Carpi Ulnaris) (2), 삼각섬유연골복합체 그리고 radio-ulnar ligament (3)가 보인다. 삼각 섬유연골 복합체 손상의 초음파 소견은 윤곽의 소실, 일관성 없는 에코강도, 반상모양(mottled appearance)을 들 수 있고 심한척측굴곡(ulnar deviation)에 동반되어 흔히 발생한다.

TFCC 종축영상 : 정상

정상의 삼각 섬유연골 복합체는 경계가 명확한 삼각형 모양으로 보이고, 균일한 에코강도를 보인다.

Ulnar Positive Variance를 보이는 환자에서 발생한 척측수근신근(Extensor Carpi Ulnaris Tendon)의 염증소견

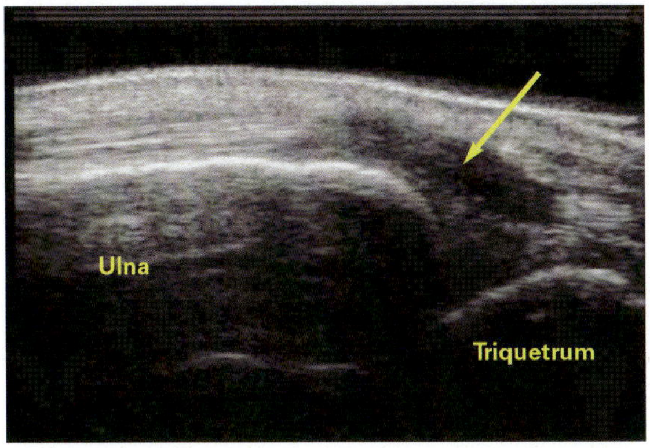

척측수근신근(Extensor carpi ulnaris) 종축 영상

만성적인 양쪽 통증을 호소하는 20대 중반 여성의 왼쪽 척측 수근신근(Extensor carpi ulnaris tendon)가 비후되어 보인다(화살표). 아직 수술 받기 전 이어서, 랜드마크인 척골(ulnar)과 삼각골(triquetrum) 피질이 보존되어 있다.

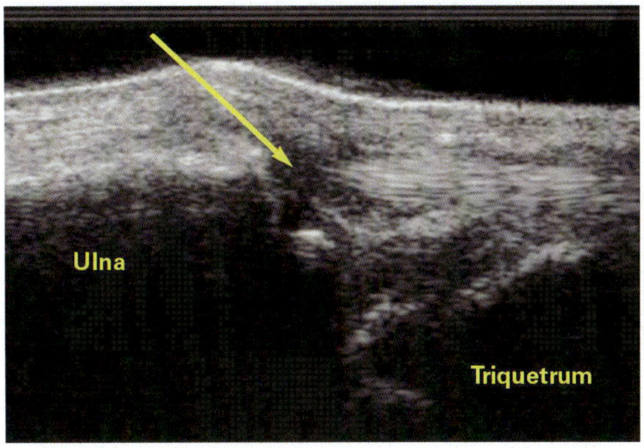

척측수근신근(Extensor carpi ulnaris) 종축 영상

척골 단축술 시행 2년 경과 후 같은 환자의 척측 수근신근건(Extensor carpi ulnaris tendon)의 비후는 감소되어 있고 척골 기시부에 저에코의 병변도 보이지만 전체적인 정상적인 고에코의 tendon pattern은 유지되어 보인다.

Upper Extremity Pathology

Dorsal MCP with RA Erosion and Synovial Fluid vs Hypertrophy

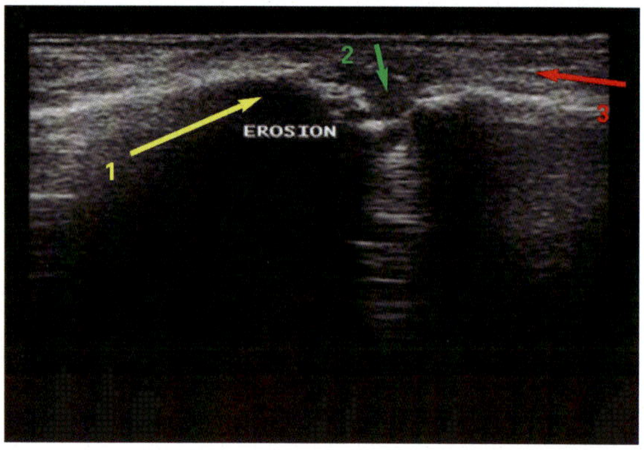

중수지 관절 등쪽 종축영상

활동성 류마티스 관절염환자의 초음파 사진으로 피질의 미란(1)이 보임. 정상적으로 보여야 될 연골의 저에코 소견이 뚜렷하지 않음(2). 신근건(extensor tendon)이 거의 보이지 않음(3).

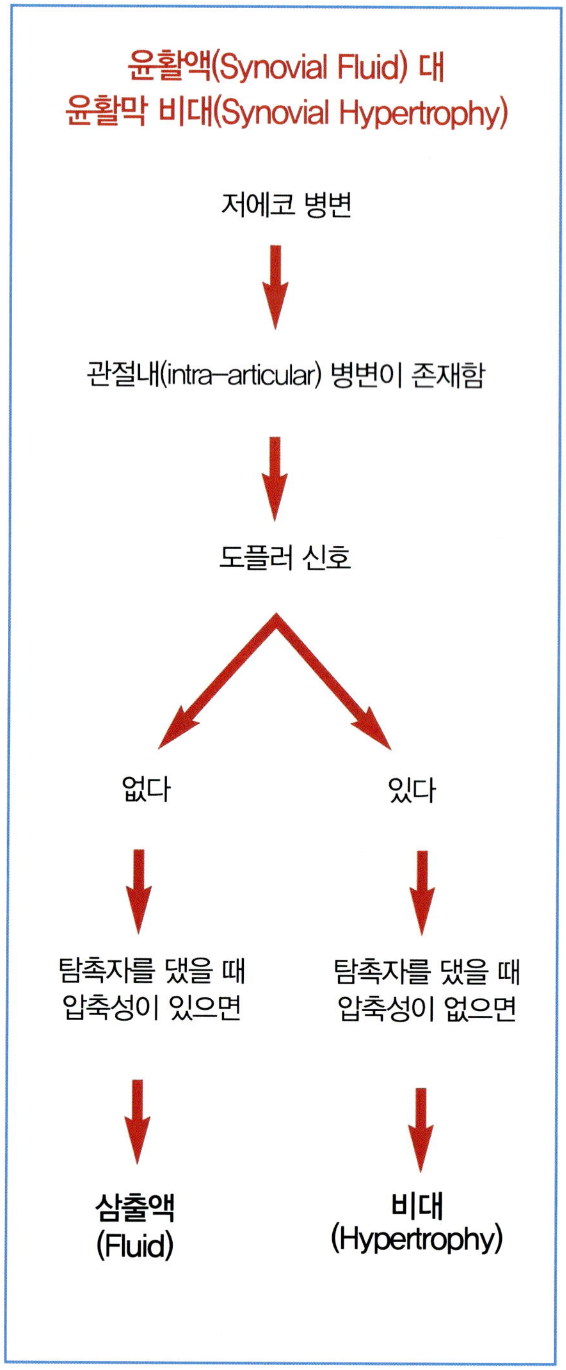

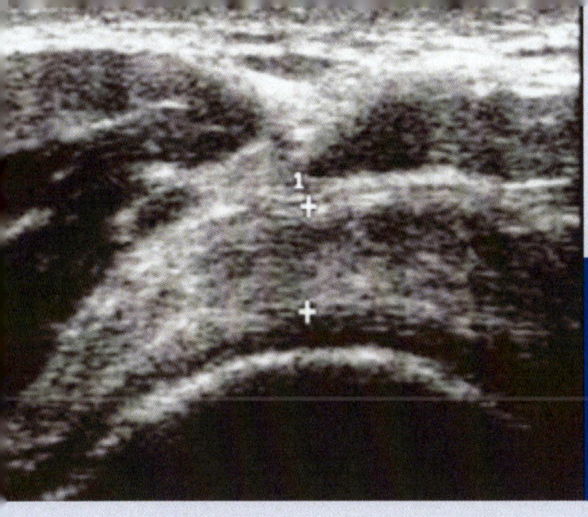

Lower Extremity Pathology

- **Lower Extremity Pathology**
  Suprapatella Bursa Effusion and Quadriceps Rupture
- **Lower Extremity Pathology**
  Patellar Tendinosis and LCL Injury
- **Lower Extremity Pathology**
  Pes Anserine Bursitis and MCL Stain/Sprain
- **Lower Extremity Pathology**
  Meniscus Tear vs Meniscal Cyst
- **Lower Extremity Pathology Baker's Cyst vs. Synovial Pouch**
- **Lower Extremity Pathology**
  Hamstring Syndrome and Trochanteric Bursitis
- **Lower Extremity Pathology**
  Achilles Tendinitis
- **Lower Extremity Pathology Plantar Fascia and Plantar Plate Fracture**
- **Lower Extremity Patholgy Identifying Neuromas**

Lower Extremity Pathology

Suprapatella Bursa Effusion and Quadriceps Rupture

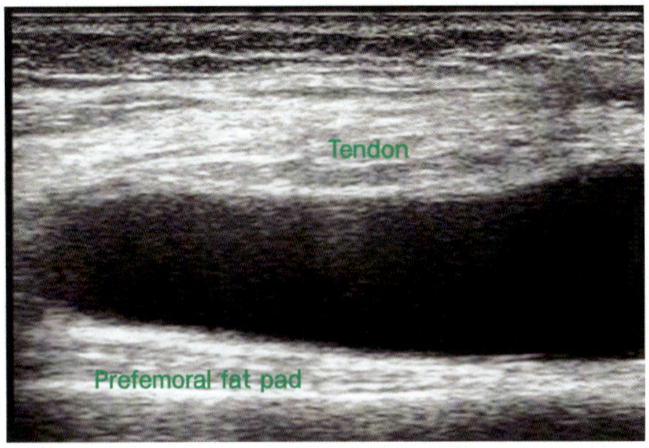

사두건(Quadriceps tendon) 종축영상

류마치스 환자의 초음파 영상으로 Suprapatella의 윤활낭 삼출액(Bursa Effusion)이 사두건(Quadriceps tendon)과 prefemoral fat pad사이에 보인다. 윤활낭(Bursa)의 정상 길이는 평균 22.2mm이다.

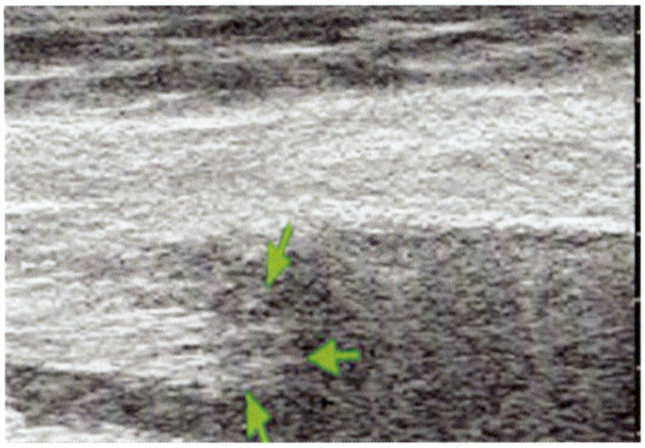

사두건(Quadriceps tendon) 종축영상

심부 사두건(Quadriceps tendon) (외/내측 광근 및 중간광근) 파열의 초음파 소견.

Lower Extremity Pathology

Patellar Tendinosis and LCL Injury

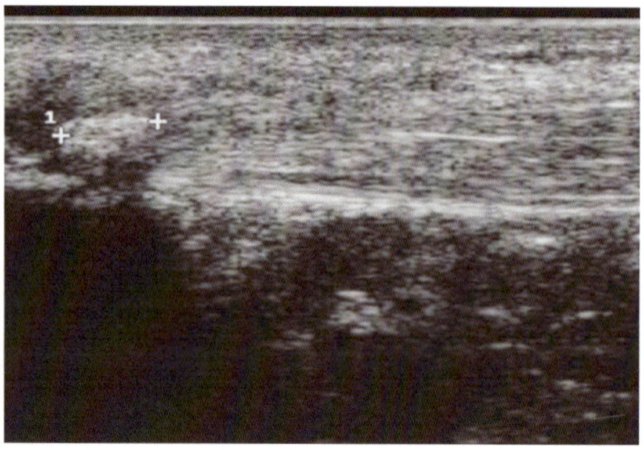

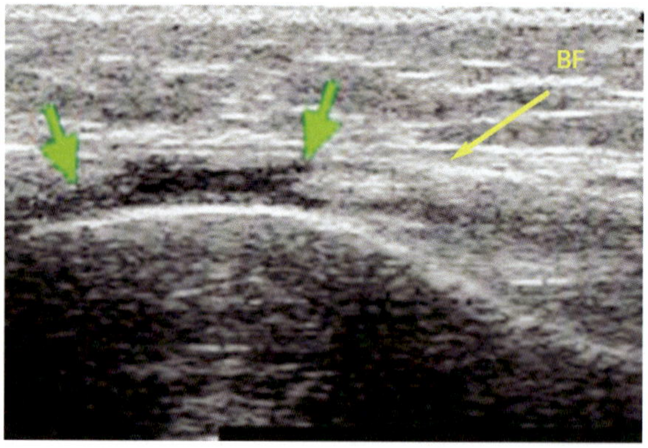

슬개건 종축영상

두번의 괴사조직제거술(debridement)을 시행하였으나 만성 통증을 호소하고 있는 골관절염(Osteoarthritis) 환자의 초음파 영상이다. Patella의 모양이 불규칙하고, 건 주위에 삼출액이 보이고 커서(+표시)사이의 작은 육아종(small granuloma)이 보인다.

외측 측부 인대 종축영상

비골두 상방에서 파열된 외측 측부 인대가 보인다(초록색 화살표). 파열된 외측 측부 인대 위로 정상적인 대퇴이두근(biceps femoris)이 고에코의 섬유패턴을 보이고 있다.

Lower Extremity Pathology

Pes Anserine Bursitis and MCL Stain/Sprain

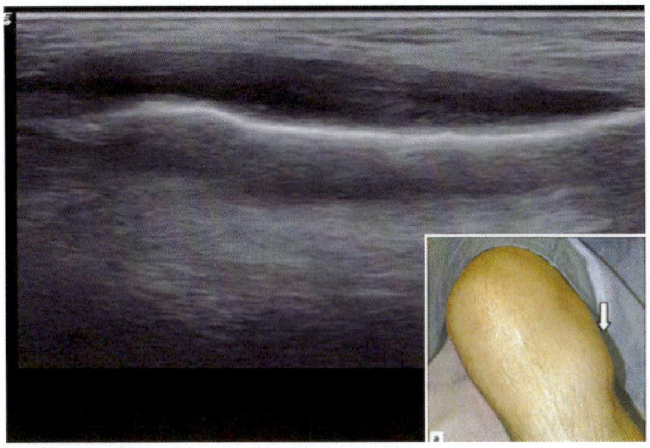

내측 측부 인대 말단부 부착 (Distal Attachment)의 종축영상

크기가 증가하고 팽창된 윤활낭(bursa)는 통증이 있을 수 있고 이로 인해 무릎의 운동을 제한 할 수 있다.

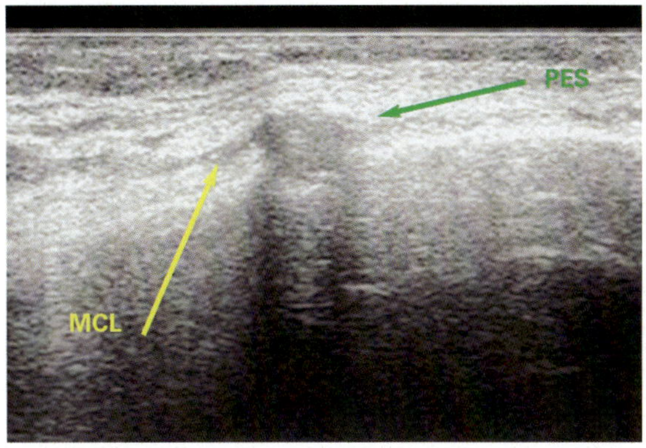

내측 측부 인대 원위부(Distal portion)의 종축영상

스키사고 후 치료 받지 않은 내측측부인대(medial collateral ligament, MCL) 파열(rupture)환자의 초음파 소견. 내측 측부 인대의 불규칙한 근위단(proximal end)이 보인다. 손상된 경골피질(tibial cortex)과 가골형성(bone callous formation) 위에 놓여있는 Pes Anserinus(PES)가 보인다.

Lower Extremity Pathology

Meniscus Tear vs Meniscal Cyst

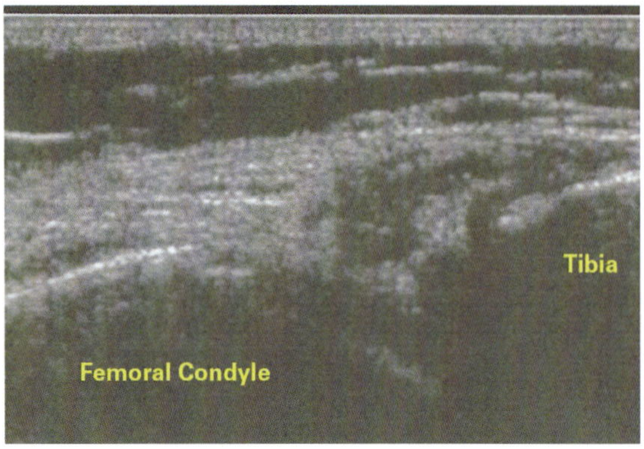

반월열상(meniscal tear) 종축영상

비균질적인 저에코 결손을 동반한 반월열상(meniscal tear)

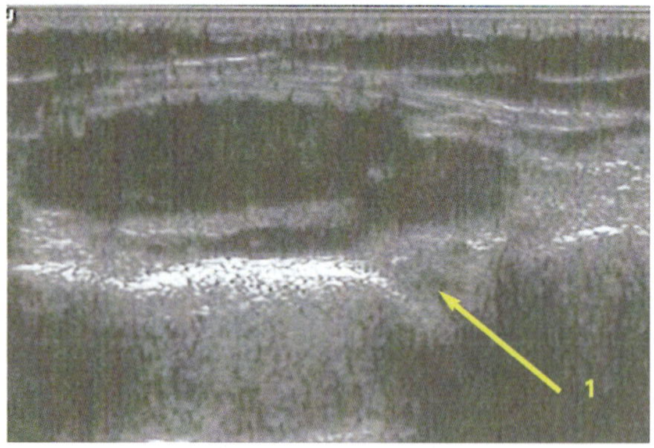

반월낭종(meniscal cyst) 종축영상

반월(meniscus)에 인접한 내부가 구획화된 낭종(1)이 보이고 반월연골 내의 수평열상(horizontal tear)틈새로 저에코의 선상병변과 연결되어 보임.

Lower Extremity Pathology
Baker's Cyst vs. Synovial Pouch

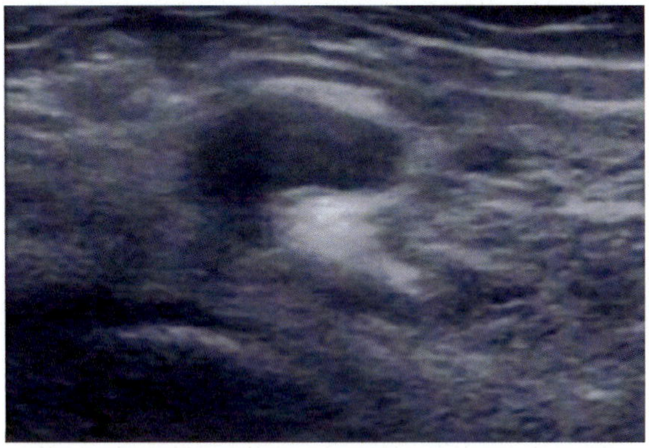

슬와(Popliteal fossa) 횡축영상

Baker's 낭종은 근육 사이에 위치에 있다. 대부분 반막모양근(Semimembrainosus)과 내측 비복근(medial Gastrocnemius)의 사이에서 기시되며, 사진과 같이 뚜렷한 낭종의 "neck"이 보일 수 있다(1).

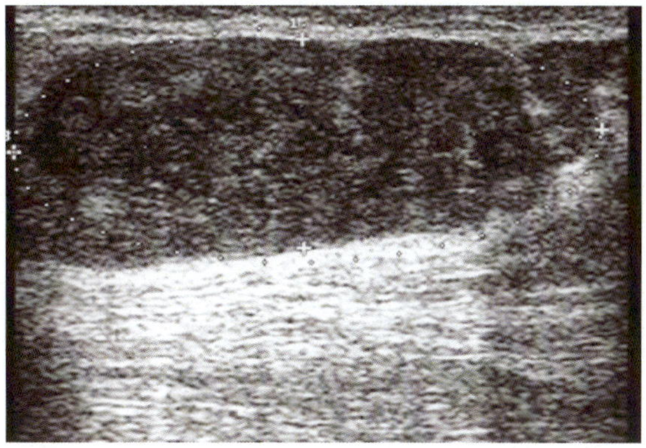

슬와(Popliteal fossa) 횡축영상

활액낭(Synovial Cyst)은 피하에 있고 관절낭(joint capsule)에서 팽창한다. 삼출액으로 가득찬 낭종은 사지의 근육보다 표층에 위치한다.

Lower Extremity Pathology

Hamstring Syndrome and Trochanteric Bursitis

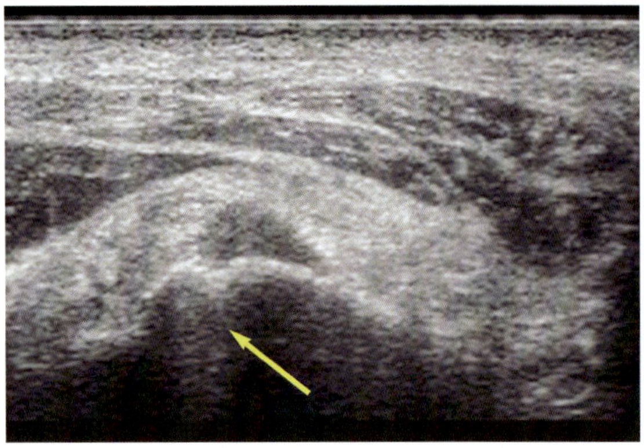

둔부 주름의 종축영상

장거리 달리기 선수의 만성적인 건(tendon)의 긴장상태를 호소하는 환자의 초음파 영상. 삼출액을 동반한 부분층열상(partial thickness tear)은 대퇴이두근 복합체(biceps femoris complex)와 semitendinosis를 침범한다.

피질의 함몰은 건열 골절을 암시하는 것임을 알고 있어야 한다.

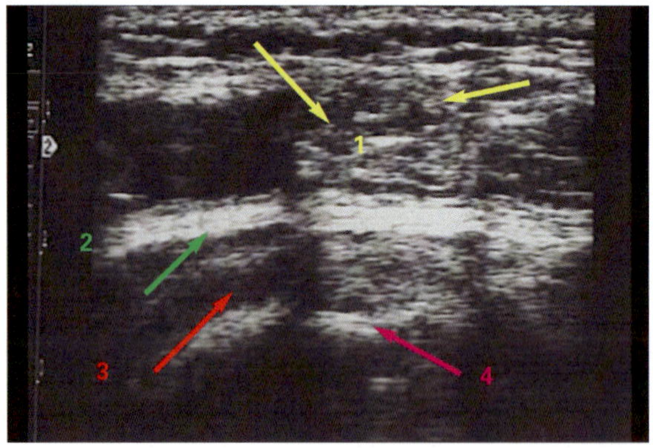

고관절의 대전자(great trochanter) 횡축영상

외상 후 대퇴골전자 활액낭염(trochantaric bursitis)과 혈종소견

장요대(iliotibial band) 내의 혈종과 삼출액(1)이 보인다. 대둔근(glutus maximus)의 근육근막 표면(2), 활액낭의 유출물(3), 대퇴골 대전자부(great trochanter)의 피질(4). 혈종의 양쪽 가장자리에 "edge artifact"을 병변하고 혼동하지 않도록 주의한다.

Lower Extremity Pathology

Achilles Tendinitis

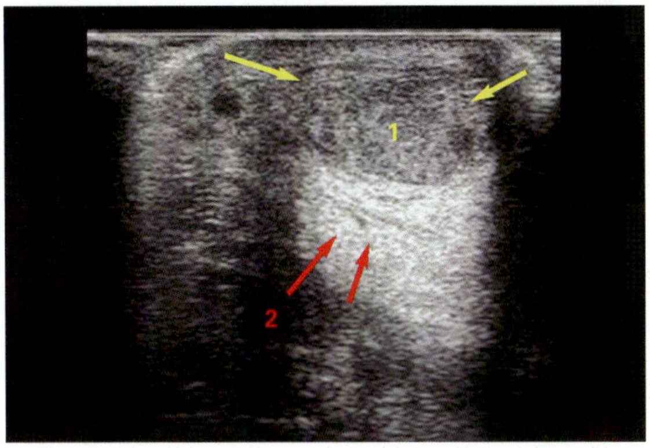

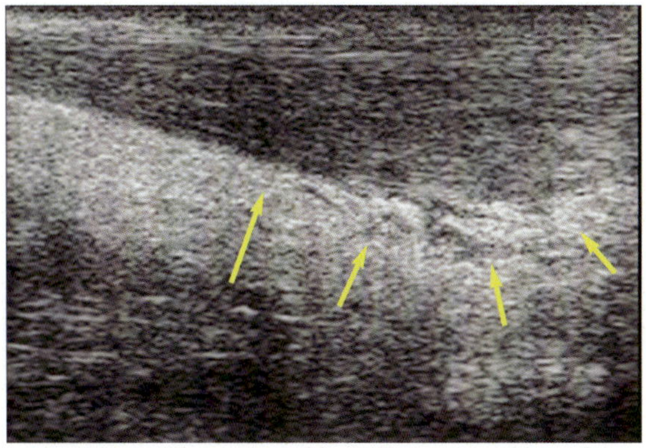

Achilles 건(tendon)의 횡축영상

파열된 아킬레스 건의 초음파 영상으로 공처럼 통통하고 볼록한 형태의 건(tendon)(1)처럼 보인다(정상은 타원형이거나 콩팥모양이다).

건(tendon)보다 아래쪽에서 보이는 종아리 근육(muscle)의 과도한 고에코는 지방 침윤과 유점액소의 변성때문이다.

근육의 열상의 곡선모양으로 보인다(2).

Achilles 건(tendon) 종축영상

아킬레스건(tendon)은 저에코의 방추형 모양으로 보이는데, 이는 아킬레스 건이 넙치근(soleus)의 약해진 부분으로 돌출한 것이다.

Lower Extremity Pathology
Plantar Fascia and Plantar Plate Fracture

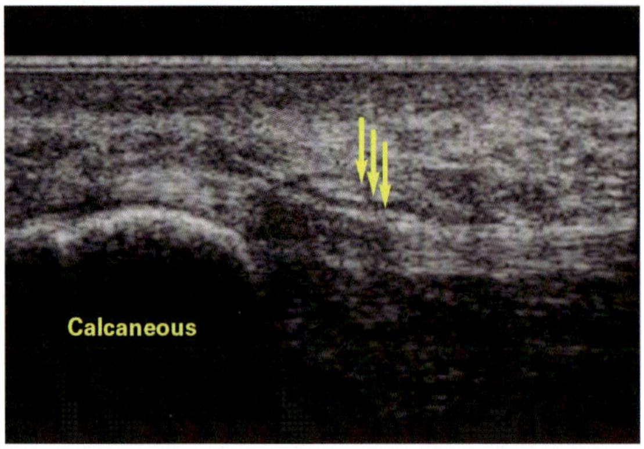

족저근막(Plantar Fascia)의 종축영상

족저근막(Plantar Fascia)는 종골지지부(calcaneal attachment) 가까운 곳에서 두꺼워지면서 저에코로 보인다.

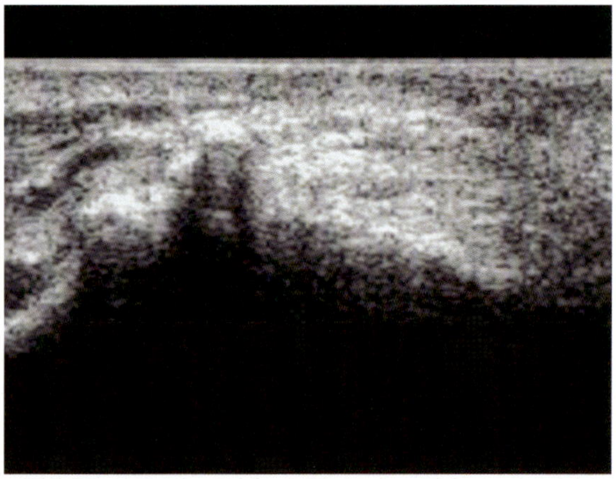

첫번째 중족지절관절 (1st MPJ : metatarsophalangeal joint) 종축영상

과신전손상(hyper extension injury)

족저인대(Plantar plate)는 벌어지고 피부쪽으로 전위된다.

인대(ligament)아래 후방음영을 확인한다.

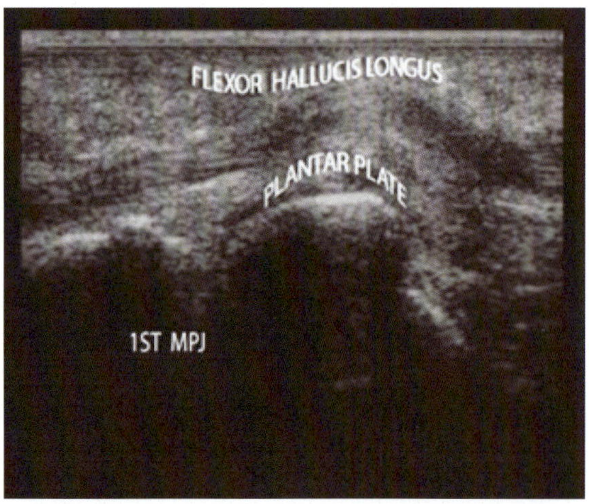

정상영상

Lower Extremity Patholgy
Identifying Neuromas

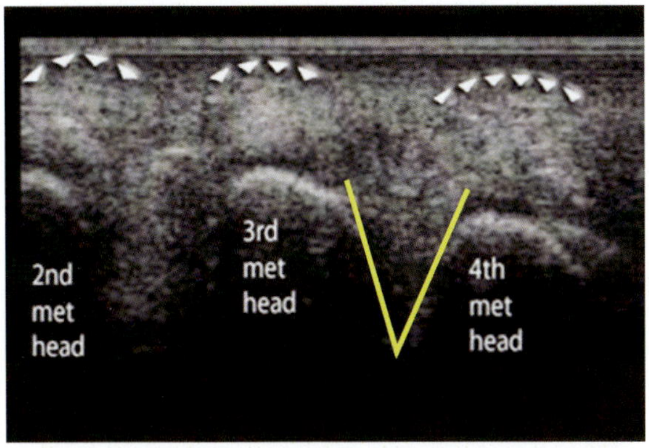

Normal Transverse Plantar Forefoot

화살표는 굴근(flexor extension)의 윤곽이다.
횡축 깊은 곳에서부터 발가락 사이 균일한 에코와 골간 부분 부인대(accessory ligament)를 확인한다(노란선).

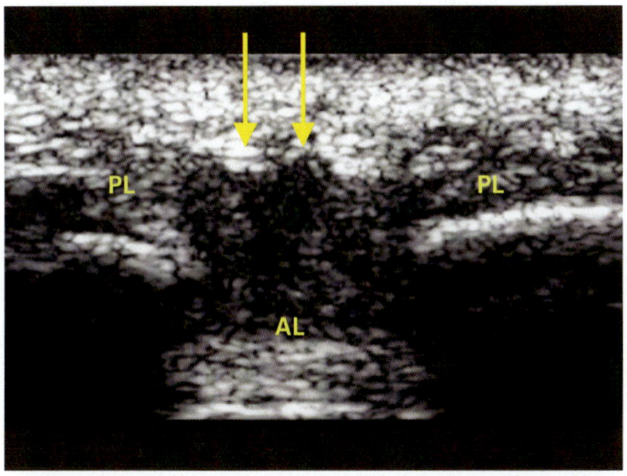

횡축영상 : 신경종(neuroma)

발바닥 인대(plantar ligament)를 가장 위쪽 경계로 사용하고, 부인대(accessory ligament)를 아래쪽 경계로 사용한다.
인대 경계 부위 사이의 동그란 저에코 병변은 신경종이다.

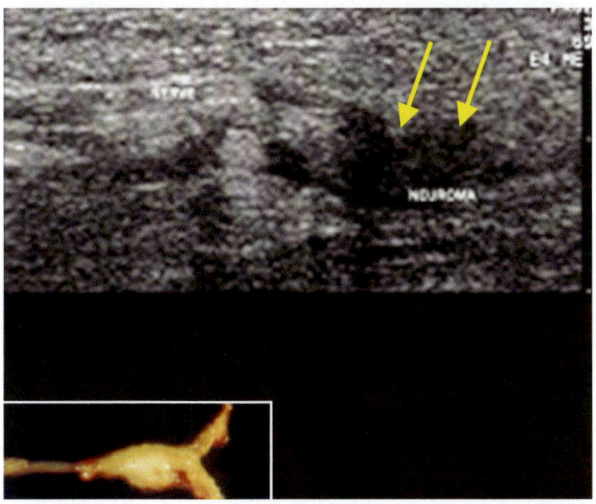

종축영상 : 신경종(neuroma)

신경종의 종축영상이다.
고에코로 보이는 신경(nerve)을 따라가면 말단부에서 경계가 뚜렷한 저에코의 연부조직결절을 볼 수 있다. 아래쪽 사진은 외과적으로 제거된 신경종(neuroma)이다.